Ernährungs- und Diätmythen auf dem Prüfstand

Warum die meisten Diäten nicht funktionieren

Andrea Runge

Bibliografische Information der Deutschen Nationalbibliothek
Die Deutsche Nationalbibliothek verzeichnet diese Publikation in der
Deutschen Nationalbibliografie; detaillierte bibliografische Daten
sind im Internet über http://dnb.d-nb.de abrufbar.

1.   **Auflage** © 2013 Rat&Tat Verlag, Magdeburg
Autor: Runge, Andrea
Grafik: Ronny Stürmer
Buchblock u. Korrektur: Werbe- und Texteragentur-Gifhorn
Herstellung und Verlag: BoD - Books on Demand,
Norderstedt
ISBN 9783732254996

Vorwort

Wissenswertes zu Diäten, Diabetes oder gesunder Ernährung werden in unterschiedlicher Qualität von Fachzeitschriften und Verlagen in breiter Palette angeboten.

Leider beruhen diese Artikel häufig auf falschen Angaben, hartnäckigen Irrtümern und basieren meistens auf der Meinung von Sponsoren, die sehr viel Geld für eine positive Veröffentlichung ihrer Produkte zahlen. Unabhängigkeit und reiner Informationsgehalt für den Kunden werden dabei meistens vernachlässigt.

Im Mittelpunkt dieses Buches stehen umfassende Informationen nach den neusten Erkenntnissen, die den Leser überraschen dürften.

So werden unter anderen modernsten Untersuchungen zu der gesunden Ernährung in dem Buch veröffentlicht, die Sie erstaunen werden. Denn sie widerlegen einige Theorien, die von den Medien der breiten Masse als gegeben vorgelegt wurden und an denen sich die Ärzte jahrzehntelang orientiert haben.

Ungeschönte Urteile von unabhängigen Waren- und Forschungstests stellen wir Ihnen ebenfalls vor, die seit langem bestehende Meinungen ins Wanken bringen.

Was sind die größten Diätlügen? Auf diese Fragen und mehr gibt dieses Buch ausführliche Antworten.

Sie möchten, dass Ihre Diät ein Erfolg wird? Wir verraten Ihnen, wie es funktioniert.

Wir beleuchten aber auch Irrtümer rund um die Diabetes, die sich hartnäckig am Leben halten. Bei Diabetes handelt es sich um eine Volkskrankheit und wie verkehrt manche Ansichten zu der Ernährung von Diabetikern sind, haben wir genau recherchiert.

Kompakt, unterhaltsam und gut leserlich wird das Thema von uns vorgestellt. Verschiedene Leser/innen haben dieses Buch im Vorfeld der Veröffentlichung getestet und zu 99 % uns ein positives Feedback für die Nutzbarkeit des Inhaltes des Buches gegeben.

Wir wünschen gute Unterhaltung.

Ihre Andrea Runge   November 2013

GESUNDE DIÄTEN?

Nirgendwo in der Wirtschaft und Werbung wird so viel die Wahrheit geschönt wie bei unserer Ernährung und der Gesundheit/Schönheit. Kein Wunder, denn hier wird das meiste Geld ausgegeben. Jeder möchte gesund leben und schön aussehen. Wo beginnen Sie als Verbraucher am besten, wenn nicht mit der gesunden Ernährung.

Die größten Schwindel sind bei den ständig wechselnden Diäten oder fettarmen Produkten zu finden.

Jeder möchte gern schlank bzw. gesund aussehen und die Hersteller verkaufen ihre Waren dem entsprechend werbewirksam.

Zudem wird kaum erwähnt, dass die beste Diät nicht ohne Bewegung funktioniert. Im Gegenteil, kleine Mittelchen zum Abnehmen, Schlankheitspillen oder fettarme Produkte versprechen, dass normal weiter gegessen werden kann und das Abnehmen ohne Sport funktioniert.

Leider klappt es so eben nicht. Die größten Irrtümer beim Abnehmen und Diäten werden in den nachfolgenden Abschnitten genau beleuchtet und aufgedeckt.

Der große Diäten- Check

Die Zeitschrift FIT FOR FUN hat ein bisschen Licht in den Diätendschungel gebracht und 55 bekannte wie exotische Diäten einmal genauer angesehen. Dabei wurden die Diäten, welche empfehlenswert waren, mit den Bezeichnungen „effektiv" versehen. Andere Diäten, die zwar die Pfunde purzeln lassen, aber keine dauerhaft schlanke Linie wegen des Jo-Jo- Effekts versprechen, wurden unter anderem mit „nicht effektiv" beurteilt.

Die **Nulldiät und ähnliche Hungerkuren** haben durchweg **„nicht effektiv"** erhalten. Ebenso erging es den einseitigen **Speck-Weg-Programmen**. Von diesen Hungerkuren raten Experten dringend ab. Hier zählt weder die Qualität der Diät noch ist es auf eine für den Körper ausgewogene Ernährung ausgerichtet.

Spitzenreiter waren **Low- Fat- Diät, Fit-For-Fun- Diät, Nutripoint- Diät, Schlank- mit-System, Weight Watchers und xxl-well.com**. Diese Diäten vereinen einfache Zubereitung, ausgeglichene Ernährung, der Abnehm- Effekt ist dauerhaft, der Zeitaufwand hält sich im Rahmen.

Gute Diäten müssen laut den Experten folgende Dinge berücksichtigen:

> ➤ Die Nahrung muss auch während einer Diät vielseitig sein, denn auch eine neue Ernährung muss erlernt werden. Im

Übrigen wird so Mangelerscheinungen vorgebeugt.
> Die ausgezeichneten Diäten beinhalteten dies und lieferten obendrein leckere Rezepte für jeden Tag.

Bei einer guten Diät zählt eher die **Qualität** als die Quantität. Das bedeutet, etwas weniger essen ist Bestandteil jeder Diät. Doch hungern um jeden Preis, lässt vielleicht die Kilos nur so schmelzen, aber der Jo-Jo- Effekt holt sich alles und mehr wieder zurück.

Am besten ist eine Diät, die zwar **kalorienarm** ist, aber man sich **gesund satt essen** kann. Im Übrigen, ein ständiges Hungergefühl verursacht schlechte Laune und schnell ist man wieder im Kreislauf alter Gewohnheiten. Deshalb sind auch Diäten mit „effektiv" beurteilt worden, die **langsam abnehmen** lassen, aber dafür dauerhaft einen Erfolg haben.

Die beste Diät ist nur halb so gut ohne Bewegung. Durch **sportliche Betätigungen** lässt sich die Diät unterstützen und ein gezieltes Abnehmen verwirklichen. Nur sollte langsam begonnen werden, denn sonst werden die Gelenke überstrapaziert. Auch hier empfiehlt sich eine allmähliche Steigerung, dann fällt das Pensum bald leichter aus.

Wer sehen möchte, wie seine Diät abgeschnitten hat oder eine gute Diät sucht, muss nur die Internetseite von Fit For Fun aufrufen und kann es dort nachlesen.

Light Getränke machen schlank – oder?

Besonders im Frühjahr möchten viele abnehmen. Diätempfehlungen boomen dann besonders gut und doch sind die Deutschen trotz aller Bemühungen übergewichtig.

Woran liegt das? Es werden Kleinigkeiten während einer Diät oft unterschätzt. So haben zum Beispiel einseitige Diäten, die auf kohlenhydratreiche, fettarme oder eiweißreiche Ernährung setzten, einen viel größeren Jojo-Effekt als die allmähliche Reduzierung der täglichen Kalorienmenge bei gleich bleibender, eventuell fettärmerer, Ernährung.

Da ist die Cola oder die Limonade zum Essen. Kaum einer ahnt, wie viel Zucker in einem Getränk enthalten ist. Auch die Light Getränke haben reichlich Zucker intus. Englische Forscher fanden heraus, dass die **flüssigen Kalorien einen weitaus größeren Einfluss** auf das Gewicht haben, als die Kalorien in der festen Nahrung.

Viel Trinken ist in Ordnung und nötig, aber es sollten kalorienarme Getränke wie Mineralwasser oder Tees sein. Weißem Tee werden eine entschlackende und damit eine das Abnehmen unterstützende Wirkung nachgesagt.

Am Abend essen macht dick

Ein Märchen ist auch, dass die **Tageszeit der Nahrungsaufnahme** darüber entscheidet, ob abgenommen oder zugenommen wird.

Wissenschaftliche Studien beweisen, dass es egal ist, wann die Nahrung aufgenommen wird.

Auch die Verteilung der Kalorien auf mehrere Mahlzeiten ist ein Ammenmärchen. Entscheidend ist **einzig die Kalorienanzahl pro Tag**.

Um einen wirklichen Erfolg beim Abnehmen zu erzielen, muss der tägliche Kalorienbedarf ermittelt werden.

Eine sanfte Diät, welche das schrittweise Anpassen an den tatsächlichen täglichen Kalorienbedarf beinhaltet, vermeidet den viel befürchteten Jojo-Effekt.

Ratsam ist auch ein leichter Sport in Maßen, denn nachweislich unterstützt Sport jede Diät und erhält die Gesundheit.

Mit diesen Empfehlungen nimmt man zwar langsam, aber stetig und vor allem relativ sicher ab.

Wie Light Produkte tatsächlich beim Abnehmen helfen

Wer wirklich abnehmen will, darf nicht allgemeinen Diätlügen aufsitzen. So versprechen uns Light- Erzeugnisse eine gesunde und vor allem kalorienarme Ernährung.

Das stimmt nicht ganz. Diese Produkte haben zwar **weniger Kalorien**, aber dafür **sättigen** sie auch weitaus **weniger**.

Die Folge ist, es wird mehr gegessen und letztlich nimmt man so viele Kalorien zu sich, wie bei einem normalen Produkt oder sogar mehr. Das zeigten Studien aus den USA wie aus Deutschland.

Werden aber die Light Produkte mit frischem Obst und Gemüse ergänzt, dann können Sie durchaus einige Kilos verlieren.

Denn dadurch vermeiden Sie das Hungergefühl und die Light Produkte bringen tatsächlich etwas.

Gesundheitsschäden durch zuckerfreie Ernährung

Eine weitere Lüge rund um die Diät ist die angeblich **zuckerfreie Ernährung**, durch die zig Kilos abgenommen werden könnten.

Die Gesundheitsschäden durch eine zuckerfreie Diät dürfen nicht unterschätzt werden und vor allem sie treten bereits nach einer Woche auf.

Unser Gehirn benötigt seine **tägliche Ration an Zucker**, besonders bei geistigen Tätigkeiten wie beispielsweise bei einem Studium.

Während Prüfungen braucht das Gehirn zusätzlichen Zucker, sonst sind Blackouts nicht selten die Folge, was eine Form von Zuckermangel des Gehirns ist.

Wer also abnehmen will, sollte nicht gleich eine ganze Tafel Schokolade essen. Wenn Sie ein Stück Schokolade lutschen, verlängert den Genuss und hält das Gehirn fit.

Aber wer eine ernsthafte Ernährungsumstellung plant und weiß, dass Schokolade bei ihm ansetzt, sollte auf Obst ausweichen.

Der **Fruchtzucker im Obst** versorgt den Körper mit dem notwendigen Zucker und Sie bleiben gesund mit einem tollen Abnehmeffekt.

Wieso FdH Diäten nichts bringen

FdH (Friss die Hälfte) mag zwar Mini-Erfolge verzeichnen, aber die Wurzeln des Übergewichtes greift es in der Regel nicht an.

Schlechte Essgewohnheiten müssen durch eine vorteilhafte Ernährung ersetzt werden, sonst bringt auch diese Diät nichts.

Die Gefahr, wieder in alte Essstrukturen zu verfallen, ist riesengroß. Der **Jojo-Effekt** ist bei FdH **viermal so groß** wie bei einer normalen Diät.

Denn irgendwann setzt das Hungergefühl wieder ein und hat sich der Magen wie das Gehirn nicht an die kleinen Mahlzeiten gewöhnt, wird schnell mehr gegessen, als eigentlich gut ist für die Diät.

Noch fataler wirkt es sich aus, wenn das Diätziel erreicht wurde. Durch den vermeintlichen Erfolg, fallen schnell alle Hemmungen und der Jojo-Effekt hat freie Bahn.

Um gesund und vor allem dauerhaft abzunehmen, empfiehlt es sich, den **Hausarzt oder einen Ernährungsberater** einzuschalten und sich beraten zu lassen. Dabei wird normalerweise die Ernährung umgestellt, ohne dem Körper zu schaden.

Warum Schnell-Diäten ein großer Schwindel sind

Schnell abnehmen – etliche Kilos in wenigen Tagen, versprechen viele Schnell-Diäten. Besonders Frauenzeitschriften leben von diesen großspurigen Versprechungen. Doch was ist wirklich dran?

Abgesehen von der meistens einseitigen sowie langweiligen Ernährung (siehe Ananas- oder Sauerkraut-Diät), kommt es vielleicht zu einem kurzen Erfolg. Voraussetzung ist natürlich, Sie halten die Diät durch. Aber sobald das Ziel erreicht ist, kommt es zum befürchteten Jojo-Effekt.

Hier sind die Risiken des Rückfalls und damit des Zunehmens weitaus größer. Denn während der Diät sammelt sich eine Art Heißhunger auf alle möglichen Leckereien an, auf die Sie während dieser Zeit verzichten.

Forscher in England haben eine Gewichtszunahme bis zu 8 kg nach solchen Schnell-Diäten (Abnahme von durchschnittlich 3 kg) in den darauf folgenden 3 Wochen verzeichnet. Das heißt, die Probanden nahmen nach solch einer Diät bis 5 kg durchschnittlich zu.

Die Ananas und ihre Enzyme

Die heiß geliebte **Ananas-Diät** soll die Fettverwertung durch bestimmte Enzyme angeblich verhindern. Das ist leider ein Märchen.

Die Ananas besitzt zwar wirklich diese Enzyme, jedoch im **Magen werden die Enzyme deaktiviert**, so dass sie keine Wirkung entfalten können.

Jedoch kann Ananas die Süßigkeiten ersetzen. Und das ist doch ein schöner Lichtblick.

Wer also statt einer Tafel Schokolade lieber 300 Gramm Ananas isst, wird auf Dauer sich gesünder ernähren und auch einige hundert Gramm an Körpergewicht pro Woche verlieren.

Das wichtigste dabei ist aber immer, Sie müssen dranbleiben und sich bewegen.

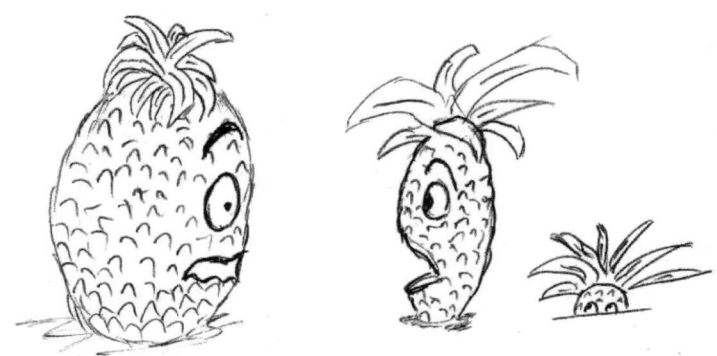

Heilfasten entgiftet nicht

Das **Heilfasten** erfreut sich immer wieder großer Beliebtheit. Nimmt man doch an, man tut seinem Körper damit etwas sehr gutes und nimmt gleichzeitig ab.

Eine feine Sache, werden Sie sich vielleicht sagen. Immerhin soll der Körper entgiftet werden und die Pfunde schmelzen nur so dahin. Die Kilos verlieren Sie tatsächlich durch das Entschlacken und Entwässern des Körpers. Aber in der Regel sind durch den Jojo-Effekt rasch die Pfunde wieder auf dem Körpergewicht und nicht selten ein bis zwei Kilos mehr als zuvor.

Nach neusten ärztlichen Erkenntnissen entstehen durch das Heilfasten mehr Stoffwechselprodukte (die so genannten „**Gifte**") und deshalb kann der **Körper gar nicht entgiftet** werden.

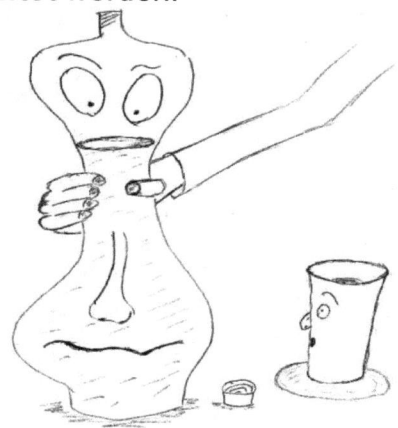

Dann nehme ich eben eine Pille

Die **freiverkäuflichen Pillen und Tabletten** zum Abnehmen sollen angeblich bei der Diät helfen. Wunder werden versprochen und bei manchen Produkten funktioniert es sogar.

Worüber aber kaum jemand redet, sind die **vielfältigen Nebenwirkungen**, die solche Medikamente haben. Die Palette reicht von allergischen Reaktionen, Verstopfungen bis hin zu Kreislaufschädigungen.

Wird so ein Mittelchen unkontrolliert eingenommen, so können diese kleinen „Helfer" unter anderem den Körper übermäßig entwässern, was den Nieren und dem Darm schadet.

Kommt dazu, dass der Arzt vielleicht Herzmedikamente verordnet hat, dann ist der Wasserentzug so groß, dass eine weitere Schädigung des Herzen wahrscheinlich ist.

Manche Pillen sind in den Nebenwirkungen und Spätfolgen noch gar nicht erforscht.

Bevor Sie sich also auf diese kleinen Mittel einlassen, fragen Sie Ihren Hausarzt um Rat.

Wie gefährlich Abführtee sein kann

Abführtees sollen eine Gewichtszunahme verhindern. Also greifen viele Diätwillige zu diesem Mittel, um abzunehmen. So ein Tee ist doch harmlos, werden Sie vielleicht denken.

Das ist ein gefährlicher Irrglaube. Diese Teesorten sind für reale Verstopfungen gedacht, ansonsten **schädigen sie die Darmflora**.

Dauerhafter Durchfall und damit eine gefährliche Entwässerung des Körpers bis hin zu einem Kreislaufzusammenbruch oder einem Herzinfarkt können die ernsthafte Folge sein.

Ein gesunder Verdauungstrakt fördert das Immunsystem und besonders beim Abnehmen muss das Abwehrsystem einwandfrei funktionieren.

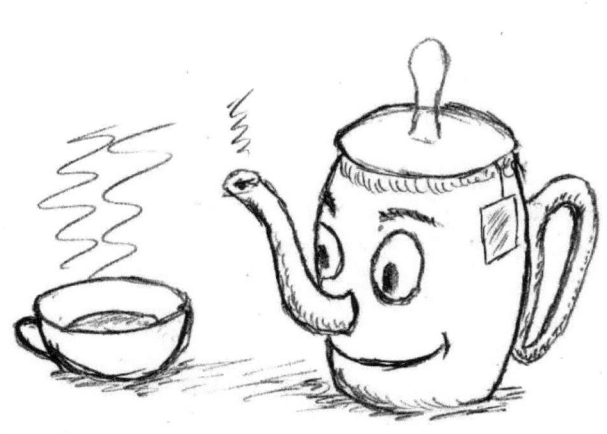

Diät-Drinks und Pulver

Diese Shakes wurden für die Chirurgie eigentlich entwickelt, damit der Körper vor einer Operation etwas abnimmt und das schonend. Mittlerweile versprechen diese Drinks und Pülverchen tolle Sachen, wie ein superschnelles Abnehmen und das soll auch noch lecker schmecken. Schauen wir uns das mal genauer an.

Diese Diät-Drinks basieren hauptsächlich darauf, dass nach dem Trinken ein Sättigungsgefühl entsteht. Damit soll das Hungergefühl gehemmt und eine Verringerung der täglichen Kalorienzufuhr erreicht werden. In den ersten drei Wochen purzeln auch tatsächlich einige Kilos.

Doch eine Bewegungsempfehlung fehlt bei den meisten dieser Produkte. Obwohl Nährstoffe über die Drinks und Pulver dem Körper ausreichend zugeführt werden, kann es zu einem bedenklichen **Abfall der körpereigenen Energie** kommen.

Zudem wirken sich das **Fehlen von ungesättigten Fetten negativ auf die Blutwerte** aus. Falls jemand außerhalb der Reihe eine Mahlzeit zu sich nimmt, steigt das **Körpergewicht wieder an**.

Fazit: Diese Drinks und Pülverchen sind super teuer und nicht für eine Langzeitanwendung gedacht. Kurzfristig helfen sie, aber der Jojo-Effekt ist vorprogrammiert.

Vorsicht mit dem Verzicht auf Fette

Die Gefährlichkeit von **fettfreier Ernährung** oder dem Verzicht auf Fette unterschätzen viele Menschen.

Der Körper benötigt Fettsäuren für **den täglichen Stoffwechsel** und ist damit **unverzichtbar**.

Die allgemeine Empfehlung von Ernährungsberatern für die gesunde Fettzufuhr pro Tag liegt bei 20 % der Gesamtenergiemenge, welche zu sich genommen wird. Werden nun dem Körper radikal die gesunden Fette entzogen, so können dies die Folgeerscheinungen sein:

- Sehschwäche
- Schwächung der Immunstoffe und damit hohe Anfälligkeit für Virenerkrankungen
- Entstehung von Gallensteine
- Einsetzen von hoher Vergesslichkeit
- Erektionsstörungen
- Die Reizübertragung in den Nervenzellen wird unterbrochen.
- Kein natürlicher Schutz vor Krebszellen
- Das Sättigungsgefühl zwischen den Mahlzeiten entfällt.

Langzeitschäden sind unter anderem:

- Schwere Erkrankungen wie Herz-, Kreislaufschwäche, Krebs- und Infektanfälligkeit

Obst- und Gemüsediäten auf dem Prüfstand

Eine **Obst- und Gemüsediät** bietet angeblich genügend Vielfalt und Vitamine, um Mangelerscheinungen vorzubeugen, meinen sehr viele Abnehmwillige.

In gewisser Hinsicht stimmt das auch, **doch tierische Fette und Proteine benötigt der menschliche Körper ebenfalls**.

Obst und Gemüse eignet sich in **Ergänzung zu einer Ernährungsumstellung**. Als alleiniges Diätmittel kommt es bei diesen Abnehmstrategien zu einer einseitigen Ernährung und dem Körper werden wichtige Nährstoffe sowie gesunde Fette vorenthalten.

Deshalb muss die ganze Diät ausgewogen sein. Wer also gesund abnehmen will, sollte sich nicht von

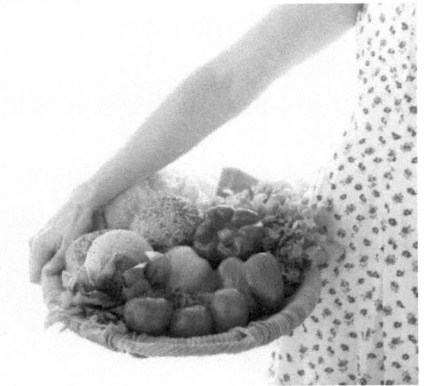

Weitere Diätmärchen

Die Werbung zum Beispiel verspricht einen schlanken Körper durch allerlei Produkte, die auf kurzzeitiger Wirkung aufbauen oder keine nachgewiesene Effekte haben.

Doch auch schon unsere Großmütter hatten so manchen Tipp beim Abnehmen parat. Manchmal klappt es – manchmal nicht.

Dadurch entstehen häufig Irrtümer, von denen nun einige vorgestellt und aufgeklärt werden. Welcher dieser überlieferten Tipps also ins Reich der Märchen gehört, können Sie in den nächsten Kapiteln lesen.

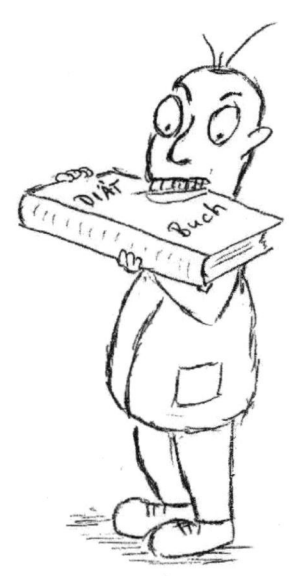

5 Minuten Sport – das reicht

Wer meint, mit 5 Minuten **Joggen** oder Gymnastik hat er so viel Sport getrieben, dass er nun schlemmen kann ohne Ende, irrt ebenfalls.

Sport zu treiben unterstützt zwar das Abnehmen, aber es wird immer nur eine bestimmte Anzahl von Kalorien verbrannt.

Um wirklich einen Abnehmeffekt zu erzielen, muss der Bedarf an Tageskalorien unter den tatsächlich verbrauchten Kalorien liegen.

Angenommen Sie haben einen täglichen Kalorienbedarf von 2000 kcal und verbrauchen etwa 2300 kcal, dann haben Sie etwas abgenommen.

Alles beim Essen, was über den Tageskalorienbedarf geht, setzt letztlich doch an. Mit 5 Minuten Sport erreichen Sie kein Diätziel. Aber Sie tun schrittweise etwas für Ihre Kondition.

Bürsten und Massagen

Dass **Trockenbürstenmassagen** angeblich Fettdepots verschwinden lassen, ist ein weitverbreiteter Irrtum.

Auch durch eine **Kneif- und Knetmassage** verschwindet kein Bauchfett.

Auch **Akupressur** ist kein Mittelchen zum Abnehmen.

Fett lässt sich nicht durch diese Massagen entfernen, aber es entsteht eine gute Durchblutung,

Der tolle Nebeneffekt ist eine **schönere Haut**. Denn Hautschüppchen verschwinden und die Haut sieht fest und schön aus.

Gleichzeitig sind all diese Massagen sehr gut für die Seele. Besser als jedes Eis oder Süßigkeit kann Massage den **Körper und den Geist entspannen** und für ein **angenehmes Wohlgefühl** sorgen.

Belohnen Sie sich nach einem anstrengenden Tag besser mit einer Massage als mit einer Süßigkeit, auch das hilft beim sanften Abnehmen.

Eiweißreiche Ernährung vs. Abnehmen

Viele Menschen glauben, wenn sie sich **eiweißreicher** ernähren, würden sie schneller abnehmen.

Tatsache ist, dass **Eiweiße besser sättigen als Kohlenhydrate**, aber zu viel Eiweißgehalt in der Nahrung kann die Nieren schädigen.

Eine Schädigung der Nieren führt die nicht abgebauten Giftstoffe in die Blutbahnen und schädigt wiederum so das Herz-, Kreislaufsystem bzw. das Gehirn.

Also landen wir wieder bei der ausgewogenen Ernährung und einem gesunden Abnehmen.

Die sanfte Diät, wie ich eine abgerundete und allmähliche Ernährungsumstellung nenne, vermeidet eine Gefährdung Ihres Körpers und vor allem Ihres Geistes.

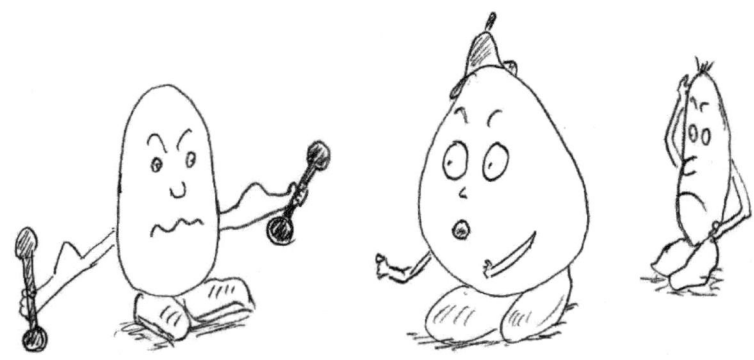

Eiswasser und Zitrone helfen beim Abnehmen?

Ein **Glas eisgekühltes Wasser** vor dem Essen hilft beim Abnehmen, daran glauben fest einige Diätfans.

Das ist nur teilweise richtig. Um das Wasser auf Körperwärme zu bringen, verbrennt der Körper tatsächlich Kalorien.

Aber dazu müsste ein Liter Eiswasser getrunken werden, um wenigstens 30 bis 35 Kalorien zu verbrennen, was so viel wie ein Stückchen Würfelzucker ist.

Ähnlich verhält es sich mit dem Irrglauben an das **Gläschen Zitrone nach dem Essen**. Angeblich verbrennt die Zitronensäure und das Vitamin C das Fett im Essen.

Die Zitrone regt tatsächlich den Stoffwechsel an und hilft bei der Fettverbrennung. Aber ohne Sport und eine Ernährungsumstellung funktioniert auch dieser Trick nicht.

Aber einen netten Nebeneffekt möchte ich nicht verschweigen, das Vitamin C sorgt für einen guten Immunschutz sowie eine schönere Haut.

Warum auch Apfelessig keine Alternative zu Sport ist

Auch dem Apfelessig wird nachgesagt, dass er ein Geheimtipp zum problemlosen Abnehmen sei. Immerhin soll Apfelessig ebenfalls **den Stoffwechsel anregen und Fett verbrennen**.

Apfelessig - egal ob in flüssiger Form, als Kapsel, Tablette, Pulver oder Brausetablette - hält leider nicht, was er verspricht. In vielen Untersuchungen konnte keine der nachgesagten Eigenschaften von Apfelessig festgestellt werden.

In größeren Mengen allerdings wirkt Apfelessig abführend.

Wissenschaftlich bewiesen ist nur eine antibakterielle Wirkung bei der äußeren Anwendung von Apfelessig. So wird Apfelessig bei Akne benutzt.

Zu der erwünschten Gewichtsreduktion kommt es durch die alleinige Aufnahme von Apfelessig und seinen Mixturen nicht.

Artischocken lassen die Pfunde purzeln?

Auch die Artischocke gilt als Abnehm-Wunderpflanze, doch was ist wirklich dran an diesem Tipp? Angeblich soll die Artischocke die Fette in der Nahrung binden und abführen, ohne dass die Fette ansetzen können. Stimmt das nun?

Die Inhaltsstoffe der Artischocke sind in erster Linie Flavonoide, Sesquiterpene und Cynarin.

Durch das Cynarin wird die **Fettverdauung tatsächlich beschleunigt** und **die Blutfette sinken**. Der Gallenfluss wird intensiviert. Außerdem fängt die Artischocke schädliche Stoffe ab und schützt dadurch die Leber.

Artischockenextrakt setzen Ärzte und Heilpraktiker seit langer Zeit bei Verdauungsbeschwerden sowie Störungen des ableitenden Gallensystems mit Erfolg ein.

Also kann der Artischocke eine verdauungsfördernde Wirkung nicht abgesprochen werden. Jedoch bindet sie nicht Fette wie klassische Fettbinder wie das Chitosan.

Die Fettverdauung wird zwar angeregt, aber als alleiniges Mittel zum Abnehmen von mehreren Kilos eignet sich die Artischocke nicht.

Crashdiäten und was dahinter steckt

Crashdiäten (abnehmen von 7 Kilos in einer Woche) hören sich gut an, versprechen viel und halten wenig. Bei Crashdiäten purzeln erst einmal die Kilos, doch in der Regel sind es nur ganz wenig Fett und ganz viel Wasser.

Das dem Körper entzogene Wasser wird spätestens eine Woche später über das Trinken wieder herein geholt.

Wer nun glaubt, dann trinke ich eben weniger, sei gewarnt.

Der Körper, das Immunsystem und das Gehirn benötigt täglich 2 bis 3 Liter Flüssigkeit, sonst kommt es zu Mangelerscheinungen, die wirklich krank machen.

Eine Dehydrierung kann auch nicht zu unterschätzende Schäden der Nieren, des Kreislaufsystems und des Herz zur Folge haben.

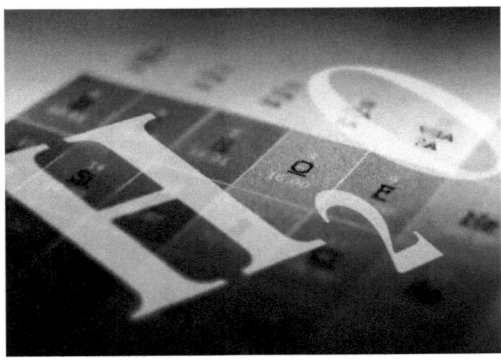

Schwere Knochen – was steckt wirklich dahinter?

Einige Mitmenschen behaupten, dass ihnen eine Gewichtsreduzierung nichts bringen würde, da sie über **zu schwere Knochen** verfügen. Das ist meistens eine Ausrede.

Solange die betreffenden Personen nicht in jedem Knochen eine Metallplatte haben, beläuft sich das Gewicht der menschlichen Knochen auf **maximal 2 Kilogramm bei einem Erwachsenen**.

Das heißt, rund **10 Prozent des menschlichen Gewichts** wird durch Knochen verursacht. Das Skelett eines Menschen ist zwar hart und widerstandsfähig, aber bei weitem nicht so schwer, wie allgemein angenommen wird.

In der Regel lagert ein Mensch hauptsächlich Wasser, Fette oder Muskelmasse ein. Mit einer gezielten Diät und ausreichend Sport kann jeder abnehmen.

Schwere Knochen sind ausgeschlossen, das wurde wissenschaftlich nachgewiesen.

Morgens nichts essen macht schlank

Einige schlaue Mitmenschen behaupten, dass **morgens eine große Mahlzeit** angeblich den Magen weitet und so erhöht sich die mögliche Nahrungsaufnahme für den restlichen Tag. Darum sei es besser, auf das Frühstück zu verzichten.

Das ist falsch. Im Gegenteil, Kinder sowie Menschen, die schwer arbeiten, sollten morgens unbedingt essen.

Wer auf das **Frühstück verzichtet,** isst doppelt so viel zu den anderen Mahlzeiten, weil der Hunger übergroß wird.

Außerdem verursacht ein fehlendes Frühstück:

> ➢ Kopfschmerzen
> ➢ Unruhe
> ➢ Mangelnde Konzentrationsfähigkeit
> ➢ Gesteigerte Vergesslichkeit
> ➢ Müdigkeit

Entscheidend ist eigentlich nur die **Kalorienanzahl pro Tag**, die man zu sich nimmt.

Bei einem Mann sind das etwa 2400 kcal, bei einer Frau durchschnittlich 1900 kcal.

Sauna hilft abnehmen – oder nicht?

Dass regelmäßige **Saunabesuche** bei der Diät helfen, ist eine weitverbreitete, aber falsche Meinung. Denn das durch die Hitze verlorene Wasser holt sich der Abnehmwillige durch den entstehenden Durst zurück.

Der Körper versucht also den Wasserverlust auszugleichen. Häufig wird dann mehr getrunken und somit ist der kurzfristige Erfolg wieder hin.

Einige Diät-Gurus raten nun zu einem gefährlichen Trick, nämlich weniger oder gar nicht zu trinken nach einem Saunabesuch.

Fazit: Manche Diätmärchen sind sehr gefährlich. Eine richtige Beratung ist eher angesagt.

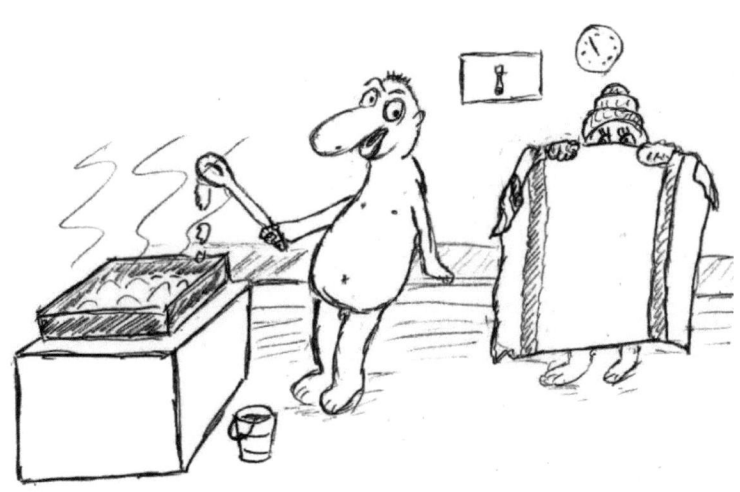

Dann wird ich eben Vegetarier – oder nicht?

Vegetarische Ernährung mag sich gesund anhören, besonders im Zusammenhang mit einem zuverlässigen Abnehmen.

Das stimmt zum Teil, doch ein absoluter Verzicht auf tierische Produkte führt zu **Mangelerscheinungen** wie zum Beispiel Haarausfall, Calciummangel (brüchige Fingernägel oder Haare) oder Jodmangel (wichtig für die Schilddrüse).

In den nachstehenden Abschnitten beleuchten wir die vegetarische Ernährung unter dem gesundheitlichen Aspekt.

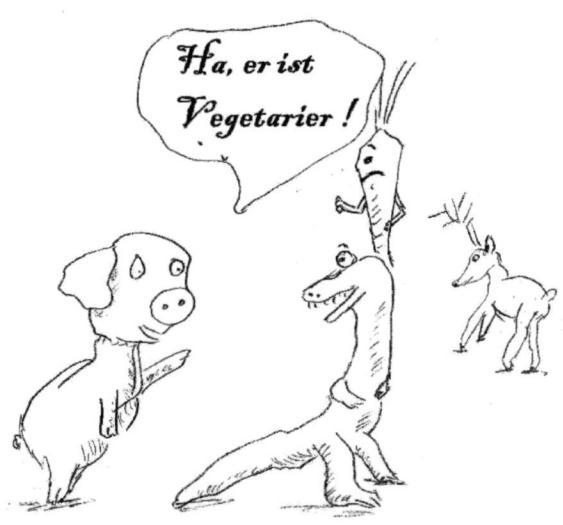

Vegetarische Ernährung – Gruppeneinteilung

Immer mehr Menschen ernähren sich vegetarisch. Auch bei Kindern kommt es zeitweise vor, dass sie Fleisch plötzlich nicht mehr mögen. Das ist nur vorübergehend und nach etwa längstens einem halben Jahr essen sie wieder normal. Erst, wenn diese Entwicklung länger als 6 Monate dauert, erfordert es ein klärendes Gespräch zwischen Eltern und Kind.

Besonders Teenager übernehmen gern die vegetarische Ernährung, wenn diese in dem Umfeld grade angesagt ist. Daraus kann sich echter **Vegetarismus** entwickeln.

Vegetarier nehmen aus Überzeugung kein Fleisch bzw. keine tierische Produkte in unterschiedlicher Ausprägung als Nahrung zu sich. Dabei ist die Bezeichnung Vegetarismus ein Oberbegriff für mehrere **Untergruppen**, die unterschiedlichen vegetarisch sind und sich somit verschieden ernähren.

Ernährungsberater staffeln die Gruppen folgendermaßen:

- Die erste Gruppe besteht aus Personen, die sich teilweise vegetarisch ernähren. Zu dieser Unterteilung gehören **Teil- und Halbvegetarier, Ovo- Lacto-Vegetarier und Lacto-Vegeatrier**.

- Die nächste Gruppe wird bereits von Ernährungswissenschaftlern mit einiger

Skepsis betrachtet, denn ihre Ernährung erfolgt nach strengen vegetarischen Regeln. Das bedeutet, nur reine Pflanzenkost wird zu sich genommen, was gewisse Risiken wie die einer Mangelernährung birgt. Zu dieser Gruppe gehören **Veganer und Rohköstler** (zusätzlich Verzicht auf gekochte Nahrung).

- Die letzte Gruppe ist eine Sondergruppe und wird allgemein abgelehnt von den Wissenschaftlern, denn die **Fructaner, Frugivoren und Pudding-Vegetarier** lehnen jegliche tierische Produkte kategorisch ab. Sie bevorzugen selbst die pflanzliche Kost in einer Form, die leicht zu Mangelerscheinungen führen kann.

Unabhängig betrachtet ist nur die **erste Gruppe empfehlenswert.**

Die beiden anderen Gruppen haben normalerweise mit **Mangelerscheinungen** zu kämpfen, äußere Anzeichen können dünneres Haar, brüchige Nägel und eine fahle Haut sein.

Krankheiten wie Osteoporose, Nierenerkrankungen und gehäufte Anfälligkeiten für Erkältungen sind die inneren Anzeichen für den Mangel an wichtigen Proteinen, tierischen Fetten wie Mineralien, Vitaminen und Spurenelementen.

Vegetarische Ernährung – pro und contra

Sich vegetarisch zu ernähren, ist eine Überzeugungs- und Einstellungsfrage. Was zu dieser Überzeugung beigetragen hat, ist mitunter sehr vielfältig. Manche mögen einfach kein Fleisch, andere wenden sich auch gesundheitlichen Aspekten der vegetarischen Ernährung zu. Wiederum andere haben ethische oder religiöse Gründe für ihre Entscheidung.

Vorteile hat diese Lebensweise auf alle Fälle.

> ➢ Wer **abnehmen** möchte und das auf Dauer, ist mit der vegetarischen Ernährung gut beraten.

> ➢ Das **Übergewicht** kann dauerhaft vermindert werden, der **Blutdruck** wird gesenkt.

> ➢ **Herz- und Kreislauferkrankungen** treten bei Vegetariern seltener auf.

> ➢ Der **Cholesterinspiegel** ist nicht erhöht.

> ➢ **Verstopfungen** treten durch die ballastreiche Kost nicht mehr auf.

Die **Nachteile** sind aber offensichtlich.

> ➢ Denn mit dieser Überzeugung wird gleichzeitig eine Aufnahme von Proteinen wie notwendigen Fetten verringert, dann sollten sehr wahrscheinlich auftretenden

Mangelerscheinungen vorgebeugt werden.

> Diese Mangelerscheinungen äußern sich in **Abgeschlagenheit, Müdigkeit, verminderte Belastbarkeit, zunehmende Sehschwäche, Appetitlosigkeit, Osteoporose, Jodmangel, Immuninaktivität**.

Diesen Symptomen von Mangelerscheinungen beugt man vor, indem der Vegetarier viele Sojabohnen, Nüsse und andere Samenfrüchte verzehrt.

> Da die meisten Nahrungsmittel roh gegessen werden, ist vermehrt mit **Lebensmittelallergien** zu rechnen.

> Einem **Defizit in der Nahrungsaufnahme** von Spurenelemente, Mineralien und Vitaminen muss rechtzeitig vorgesorgt werden.

> Säuglinge beispielsweise brauchen **Eiweiße und Omega 3 Fettsäuren** für eine gesunde Entwicklung.

Auch wenn behauptet wird, dass Säuglinge diese lebensnotwendigen Stoffe mit der Muttermilch erhalten, dann muss dagegen gehalten werden, die Voraussetzung für eine ausgewogene Muttermilch ist eine gesunde und umfassende Ernährung der Mutter.

Zusammenfassend lässt sich folgender Schluss ziehen.

Die vegetarische Ernährung hat durchaus ihre Vorteile, doch den **erwähnten Mangelerscheinungen muss rechtzeitig vorgebeugt** werden.

Das betrifft besonders Risikogruppen wie Säuglinge, Kinder und ältere Menschen. Hier empfiehlt es sich, vor dieser Ernährung die Meinung eines Arztes einzuholen, denn die Risiken für die Gesundheit liegen hier weitaus höher durch eine Mangelernährung.

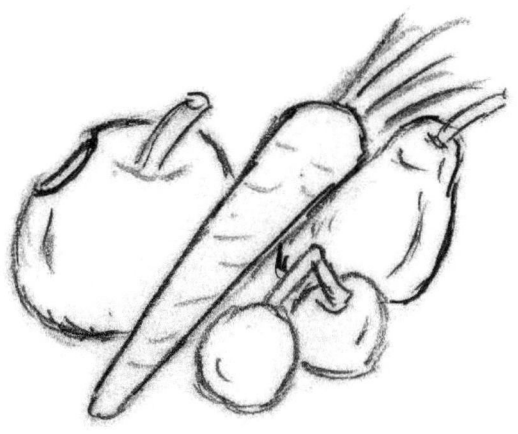

Weitverbreitete Ernährungsirrtümer

Hartnäckig hält sich so manches Ernährungsmärchen am Leben.

Wer kennt das nicht:

„Eine Schwangere muss für zwei essen?"

„Stillen geht immer?"

„Schokolade macht dick?"

„Fette sind gefährlich, sie verursachen Herzinfarkte?"

Wir haben uns mal diese Weisheiten etwas näher angesehen und haben erstaunliches entdeckt, die auch Sie überraschen werden.

Gleichzeitig zeigen für Wege auf, wie eine Ernährungsumstellung klappen kann. Was der Körper wirklich braucht, haben wir uns genauer angeschaut.

Sie möchten Abnehmen und trotzdem nicht alles auf einmal umstellen? Auch das geht. Sie können es in den nächsten Abschnitten lesen.

Die heimlichen Dickmacher

Viele Menschen, die abnehmen wollen, wundern sich, warum die Diäten mitunter nur wenig oder sogar gar nicht anschlagen. Der Fehler liegt in den kleinen Dickmachern, die kaum Erwähnung finden.

Einmal, weil sie relativ unbekannt sind, oder da sie einfach zu Gewohnheiten gehören, denen nicht so viel Gewicht beigemessen wird in der Diät, wie sie tatsächlich haben. Der winzige **Snack** (wie Kuchen, Pralinen, Chips) nebenbei und auf Dauer lässt die Pfunde einfach nicht schmelzen.

Als Gegenstrategie empfehlen Berater das strikte Essen zu den Mahlzeiten. Wir raten außerdem zum Aufstellen von kleinen Obstschalen oder Gemüsetellern. Das ist gesund und sättigt auch zwischendurch.

Stress- Essen kennt fast jeder, doch kaum einer spricht darüber. Entweder es wird aus Frust gegessen oder das Essen findet zwischen den Terminen statt. Das ist ein Dickmacher hoch drei. Das Stresshormon Cortisol steigert das Essverlangen und damit wird mehr gegessen, als beabsichtigt.

Hier empfiehlt es sich, dass Sie bewusst Pausen einlegen und sich eher mit einer Massage verwöhnen oder etwas Bewegung an der frischen Luft, statt zu einem Snack zu greifen.

Die große Fettlüge

Seit Jahren warnen Wissenschaftler vor **tierischen Fetten**, denn das sei die Ursache für einen Herzinfarkt. Nun wurde diese unbewiesene Hypothese aus dem Jahre 1950 genauer unter die Lupe genommen mit einem erstaunlichen Ergebnis.

Vorweg sei erwähnt, dass bereits 1936 festgestellt wurde, dass die **Nahrung kaum Einfluss auf die Blutwerte** hat. Diese Tatsache wurde der breiten Öffentlichkeit über Jahrzehnte hinweg verschwiegen.

Im Jahr 1953 hat ein amerikanischer Arzt die These aufgestellt, dass zwischen dem Verzehr von tierischen Fetten und der Sterblichkeit bei Herzerkrankungen ein Zusammenhang bestehen würde.

Dazu führte er sechs Länder an, obwohl 22 Länder in der Datenbank zur Verfügung standen, und präsentierte deren Fettverzehr sowie die Herzinfarktsterblichkeit.

Sein Ergebnis war, dass je höher der Fettverzehr ist, umso höher das Risiko an einem Infarkt zu sterben. Da er nur sechs Länder verwendete, statt der 22 Länder, die zur Verfügung standen, bewies schon 1957 Professor Jacob Yerushalmy von der University of California in Berkeley, wie sich die Relation zwischen Herzinfarkten und dem Fettverzehr verkleinerte, wenn die Ergebnisse aller 22 Länder einbezogen wurden.

Trotzdem hielt sich jahrelang die **Theorie über den Zusammenhang vom tierischen Fetten, Blutfetten und dem Infarktrisiko**, nicht zuletzt, weil sich die amerikanische Herzgesellschaft diese These aneignete und im großen Stil propagierte.

Nun wurden viele Studien vorbereitet, die nachweisen sollte, dass bei weniger tierischen Fetten in der Nahrung das Infarktrisiko gesenkt wird. Diese Versuche scheiterten, die letzte große Untersuchung dazu fand 2001 statt.

Es wurde herausgefunden, dass das **Hormon Insulin für Infarkte verantwortlich** zeichnet. Es leitet nicht nur Kohlenhydrate in die Zellen, sondern regt auch in der Leber deren Veränderung zu Triglyceriden an und hemmt die Fettverbrennung.

Das bedeutet letztlich, wir müssen allgemein umdenken, denn Getreideprodukte benötigen jede Menge Insulin zu Verwertung. Offenbar sind also Cornflakes zum Frühstück ungesünder als Eier mit Speck.

Schokolade – der Dickmacher schlechthin?

„Schokolade ist ungesund, macht dick und verursacht Karies." Diesen Ausspruch kennt jeder von uns und verantwortungsbewusste Eltern halten Süßigkeiten sowieso von Kindern fern.

Das ist falsch! In Schokolade befinden sich Lecithin und Zucker, was das Gehirn für Höchstleistungen dringend benötigt. An einigen Universitäten oder Fachhochschulen empfehlen Professoren bei der Prüfung bzw. Klausur Schokolade zu essen, da dies Denkblockaden löst und einem möglichen Zuckermangel wie den damit verbundenen Blackouts vorbeugt.

Es gibt sogar eine Schokoladen-Diät. Das hört sich unsinnig an, aber Studien belegen den Erfolg.

Das Geheimnis liegt im Genuss und maßvollem Essen der Schokolade. Wir haben Ihnen einige Tipps zusammengestellt, wie Sie Ihre Schokolade essen können und dabei trotzdem abnehmen.

Kaufen Sie sich eine kleine Tafel Schokolade und teilen Sie sich diese ein. Rechnen Sie mit maximal einer kleinen Tafel (50 g) pro Tag. Das spart Geld und hilft beim Abnehmen.

> ➤ Lassen Sie sich **nicht ablenken**! Das Essen von Süßigkeiten vor dem Fernseher oder dem PC ist eine

Dickmacherfalle, weil Sie dann nicht mehr auf die Mengen achten, die Sie zu sich nehmen.

> Was halten Sie davon, wenn Sie von der Billigschokolade auf **Gourmetschokolade** umsteigen? Diese edle Schokolade ist zwar teurer, schmeckt aber auch besser. Teilen Sie die neue Schokolade so ein, dass Sie dabei den Preis der gleichen Menge an Billigschokolade angleichen.

> Vorsätze sind ja gut und schön, aber leider klappt nie so richtig die Umsetzung. Statt für immer auf Schokolade zu verzichten, sagen Sie sich lieber: **„Ich esse weniger Schokolade."** oder Sie bestimmen **die Menge pro Woche**. Das ist ein realistisches Ziel und umsetzbar.

> Vielen wird das **Stress-Naschen** bekannt sein. Bei Stress wird schnell mal eine Tafel Schokolade in sich hinein gestopft. Das macht tatsächlich dick. Warum versuchen Sie es nicht anders?

Nehmen Sie sich zwei Stück Schokolade. Eines essen Sie gleich und versuchen Sie es zu lutschen oder bewusst langsam zu essen. **Genießen** Sie es und konzentrieren Sie sich auf den Geschmack. Sie werden sehen, der Stress lässt fast augenblicklich nach. Wenn der Stress verschwunden ist, belohnen Sie sich mit dem zweiten Stück.

> Sind Sie ein großer Schokoholiker, dann ersetzen Sie doch eine Zwischenmahlzeit durch einen **Schokoladenimbiss**. Der könnte so für 200 Kalorien aussehen:

❖ 35 Gramm Vollmilchschokolade oder
❖ 40 Gramm Zartbitterschokolade oder
❖ 45 Gramm Edelbitterschokolade mit mindestens 60 Prozent Kakaoanteil oder
❖ 3 Pralinen

Sie lieben Ihren Schokoladenpudding und möchten eine Diät durchziehen? Hier kommt die gute Neuigkeit. Sie müssen nicht auf Ihre Süßspeise verzichten, sondern nur die Kalorien pro 100 g vergleichen. Alles ist erlaubt mit bis zu 200 Kalorien pro 100 Gramm. Und dann genießen Sie.

Genuss ist der Schlüssel zum Erfolg von weniger essen und jeder Diät.

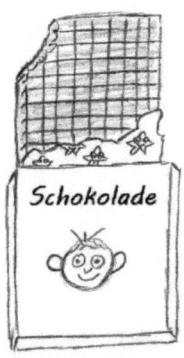

Bio Produkte sind gesünder?

Für Produkte aus biologischen Anbau sind viele Menschen bereit eine Menge Geld auszugeben. Immerhin wird mit dem Begriff „Bio" Gesundheit und Vitamine verbunden.

Doch was steckt in Bio-Produkten wirklich drin? Sind sie tatsächlich gesünder als Produkte aus dem normalen Anbau?

Nein. Untersuchungen haben ergeben, dass Bio Produkte gar nicht so gesund sind, wie wir bisher dachten.

Die Stiftung Öko-Test hat zum Beispiel Zitrusfrüchte untersucht und kam zum überraschenden Ergebnis, dass die Früchte aus dem Bio-Anbau bei weitem nicht so wohlschmeckend waren und weniger Vitamingehalt hatten, als Früchte, die nicht mit Bio ausgezeichnet waren.

Dafür waren 75 % der Bio-Früchte nicht mit Pestiziden verseucht.

Möhren und Salate aus biologischem Anbau machten vor einiger Zeit Schlagzeilen, weil sie mit Jauche gedüngt wurden und mit Durchfall verursachenden Viren verseucht waren.

Also sind Bio Produkte nicht unbedingt empfehlenswert.

Die Psyche ist wichtig beim Abnehmen

Zu hohe Erwartungen bringen nichts, auch wenn die Medien große Versprechungen abgeben. Niemand schafft es, 5 bis 7 Kilogramm in einer Woche abzunehmen. In der Regel wird nur Wasser bei diesen Crash- Diäten verloren.

Da muss jeder realistisch sein zu seinen Zielen. Maximal kann bei einer Kalorienreduzierung von etwa 1000 Kalorien ein Kilogramm Körpergewicht in einer Woche verloren werden.

Und wer kennt das nicht, den ungeliebten **Jojo-Effekt**, bei dem zum Schluss mehr drauf ist, als vorher. Dieser kommt durch einseitige Diäten oder Radikaldiäten zustande.

Dann empfiehlt es sich eher mit einer sanften Diät zu beginnen. Das bedeutet, eine allmähliche Umstellung der Ernährung, langsam die Kalorien pro Tag reduzieren und die notwendige sportliche Bewegung steigern.

Hier wird eher ein dauerhafter Erfolg gesehen und Sie bleiben bei dieser sanften Diät. Zudem wird kein radikales Umstellen verlangt, was natürlich einfacherer ist und den Willen stärkt bei dieser Diät zu bleiben.

Sich schlau Essen – so geht es

Bestimmte Nahrungsmittel bringen die Gehirnzellen **tatsächlich** gezielt auf ein höheres Leistungsniveau. Nahrung für das Gehirn gibt es also wirklich.

Eine höhere Motivation, ein besseres Gedächtnis und eine starke Konzentration hängt hauptsächlich von der regelmäßigen und ausreichenden Zufuhr des Kohlenhydrates **Glucose** ab.

Bestimmte **Eiweiße** werden zu wichtigen Neurotransmitterstoffen aufgebaut, die die Gehirnzellen für die Kommunikation untereinander benötigen.

Die Funktionen der Zellmembranen von Nervenzellen haben einen Bedarf an **mehrfach ungesättigten Fettsäuren**, vor allem **Omega-3- Fettsäuren**.

Wie sehr sich das, was auf dem Teller liegt, im direkten Zusammenhang mit der Gehirnleistung steht, wird zurzeit von Nahrungsmittel-Neurologen erforscht.

Die folgenden Lebensmittel wurden als besonders förderlich für die **Leistungssteigerung** genannt.

> ➢ Das sind unter anderem **Nüsse**, die das Gehirn mit dem notwendigen Lecithin versorgen.

> **Curry** beugt Alzheimer vor.

> **Sushi** hat sich gegen Jodmangel bewährt und beinhaltet Aminosäuren.

> **Broccoli** schützt mit Vitalstoffen das Hirn vor freien Radikalen.

> **Bananen** besitzen Kalium, was für die Botenstoffe zwischen Gehirnzellen unbedingt notwendig ist.

> **Vollkornprodukte** liefern die Spurenelemente,

> **Eier** erhöhen die Konzentration.

> **Fische** versorgen den Körper mit Omega-3- Fettsäuren und beugen so Alzheimer vor.

> **Zwiebeln** säubern durch den Wirkstoff Alicin die feinen Blutäderchen im Gehirn und sorgen damit für eine gute Sauerstoffversorgung.

> **Schokolade** schützt vor Schlaganfällen und versorgt das Gehirn mit Lecithin und Zucker.

> Der Verzehr von **Garnelen** beliefert das Gehirn ebenfalls mit Aminosäuren.

> Und wer hätte das gedacht, **Blaubeeren** regen den Datenaustausch zwischen den Gehirnzellen an.

So wurde mittels eines IQ-Testes in den USA herausgefunden, dass sich die Gehirnleistung von Schülern um 30 % steigerte, wenn diese statt Fastfood Äpfel und Nüsse in den Pausen zu Essen bekamen.

Weitere Untersuchungen belegen, dass ältere Menschen sich vor Alzheimer und geistigem Leistungsabfall schützen können durch den Verzehr von bestimmten Vitaminen, Mineralien und Omega- 3- Fettsäuren.

Jedoch die angeborene Intelligenz kann durch eine spezielle Ernährung wie das Brain Food nicht verbessert werden, betonen die Forscher.

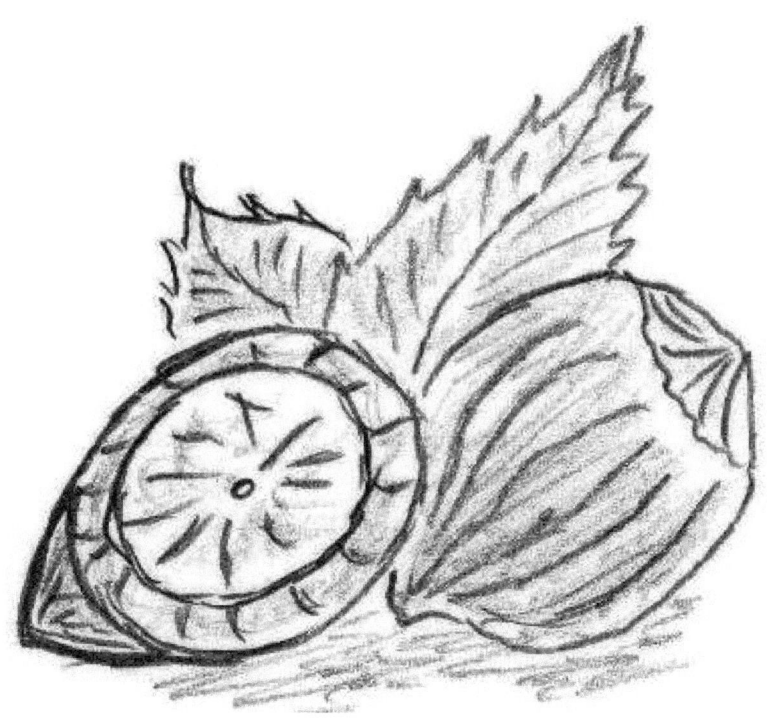

Probiotische Lebensmittel auf dem Prüfstand

Die Werbeaussagen („**Probiotika stärken das Immunsystem**") von Herstellern probiotischer Lebensmittel wurden durch Wissenschaftler der Bundesforschungsanstalt für Ernährung und Lebensmittel (BFEL) in Kiel getestet.

Dazu wurden verschiedene probiotische Bakterienstämme als Gemisch untersucht. Das Ergebnis war überraschend. Bei einer täglichen Einnahme verhinderte das Präparat zwar keine Erkältung, aber die damit verbundenen Beschwerden sowie die Dauer der Erkrankung wurden deutlich verringert.

Schon in einer früheren Studie konnten die Forscher nachweisen, dass Probiotika im Zusammenhang mit Antibiotika die häufig unangenehmen Nebenwirkungen des Antibiotikas wie Durchfall und Übelkeit verringert bzw. sie traten wesentlich harmloser und seltener auf.

Bei einem Antibiotika werden schädliche Bakterien abgetötet oder gehemmt, dagegen ein Probiotika unterstützt die Besiedlung des Darms mit nützlichen Bakterien. Das ist möglich, weil die probiotischen Mikroorganismen den Darm lebend erreichen, anders als die Milchsäurebakterien des Joghurts.

Dazu erhielten die knapp 500 Studienteilnehmer im Frühjahr wie im Winter **täglich** das probiotische Präparat oder ein Placebo.

Erkrankten sie an einem Schnupfen, so wurden die Art und die Stärke der Beschwerden beschrieben.

Durch die Placebo- Gruppe war ein optimaler Vergleich gegeben. Weitere Untersuchungen werden sicher in naher Zukunft mehr Informationen über probiotische Bakterien geben.

Probiotische Lebensmittel sind eine ausgezeichnete Ergänzung zu einer ausgewogenen Ernährung, jedoch werden sie beispielsweise nicht den Apfel, die Orange und den Kiwi in der Erkältungszeit ersetzen.

Probiotische Bakterien sind keine Vitamine oder Spurenelemente bzw. Mineralien. Sie können nur unterstützend helfen.

Jedoch mit diesem Untersuchungsergebnis der Forscher aus Kiel können Aussagen wie „aktiviert die Abwehrkräfte" als **bestätigt** angesehen werden, auch wenn diese Aussage sehr allgemein gehalten ist.

Zunehmen – die Diät für Dünne

Wer den Begriff Diät hört, denkt in erster Linie an Übergewicht. Doch kaum einer weiß, dass Diät auch für eine kaum beachtete Randgruppe steht, die **Untergewichtigen**.

Dabei geht es nicht um magersüchtige oder unter Bulimie leidende Menschen, sondern um Menschen, die aus Appetitmangel untergewichtig sind.

Dieses Leiden betrifft mittlerweile 3,7 Millionen Menschen in Deutschland und ist wenig bekannt. Fällt der betroffene Mensch mit einem Wert von 18,5 unter sein BMI (Body-Maß-Index), dann ist ein Gang zum Hausarzt angebracht, um eine Diät zum Zunehmen zu besprechen. Denn Untergewichtige sind von weitaus mehr gesundheitlichen Schäden in kürzester Zeit bedroht als Übergewichtige.

Nüsse beispielsweise helfen beim Zunehmen und besitzen etwa 550 Kilokalorien pro 100 Gramm einen hohen Energiegehalt. Nüsse enthalten lebensnotwendige Fettsäuren ebenso wie Vitamin E und B wie Magnesium.

Die vielfach angebotenen Drinks oder Pillen zum Zunehmen dürfen nur nach Absprache mit dem Arzt eingenommen werden.

Wer bereits ein gesundheitliches Problem hat und deshalb Medikamente regelmäßig einnehmen muss, dem sei dringend angeraten, seinen **Arzt** vor der Einnahme solcher Mittelchen aufzusuchen.

Besonders bei untergewichtigen Menschen müssen auf ein ausgewogenes Maß an **Proteinen, Vitaminen wie Kohlenhydrate** achten. Dies ist bei den im Handel angebotenen Mitteln nicht immer der Fall.

Eine Voraussetzung für ein erfolgreiches Zunehmen ist, dass **mehrmals am Tag** kleinere Mahlzeiten gegessen werden. Dabei ist es wichtig, dass sich die Portionen **allmählich steigern**.

Eine langsame Steigerung der Nahrungsmenge dagegen weitet systematisch den Magen und der Körper gewöhnt sich allmählich an die erhöhte Energiezufuhr, die er zu verarbeiten hat. Dazu sollte man sich Zeit lassen und die Mahlzeiten **genießen**.

Ernährungspyramide

Wer sich schon einmal mit seiner gesunden Ernährung beschäftigt hat, der wird auch über den Begriff der „Ernährungspyramide" gestolpert sein.

Zeichnerisch ist sie wie eine Pyramide dargestellt und in Praxen vor Ernährungsberatern wird sie gern im Warteraum aufgehängt, um den Patienten eine Vorab-Information zu geben. Die Ernährungspyramide gibt nämlich die Grundlage dafür, wie vielfältig und ausgewogen der eigene Speiseplan am besten aufgebaut ist.

Die Pyramide ist **in verschiedene Nahrungsmittel unterteilt** und gibt Aufschluss darüber, **wie häufig eine bestimmte Gruppe an Lebensmitteln** gegessen werden sollte. Dabei ist sie in **sechs** Stufen aufgebaut und mit den Farben Grün, Gelb und Rot gekennzeichnet.

Auf der **untersten Stufe** sind **Flüssigkeiten** wie zum Beispiel Wasser oder Fruchtsäfte zu finden, auf der **nächsten Stufe sind Gemüse und Obstsorten** eingetragen, danach folgen alle **Formen von Getreideprodukten** wie zum Beispiel Reis oder Brot.

Diese drei Abschnitte sind **grün** unterlegt und geben an, was täglich zu sich genommen werden muss, um eine gesunde Grundernährung zu gewährleisten.

Als nächstes folgen **die Milch sowie Milchprodukte, Fisch, Fleisch und Eier**, welche nur in einer bestimmten Menge auf dem Speisezettel erscheinen sollten. Aus diesem Grund sind sie auch **gelb** gekennzeichnet. Diese Gruppe gehört zur **Ergänzung** der Grundernährung und ist notwendig, um sich gesund zu ernähren.

Die **tierischen und pflanzlichen Fette** sind auf der **vorletzten Stufe** anzutreffen und **rot** untermalt, wie auch die **Spitze die Pyramide**, die **alle Genussmittel**, wie zum Beispiel Süßigkeiten und Alkohol, enthält.

Die rote Markierung sowie dass sie an der Spitze der Pyramide liegen, gibt an, dass diese Nahrungsmittel selten auf dem Speiseplan auftauchen sollten.

Wie der Name schon sagt, sind sie Genussmittel gekennzeichnet und sollten als solche in Genussmomenten zu sich genommen werden.

Wer sich ungefähr an die Ernährungspyramide hält, der ernährt sich gesund wie ausgewogen und wird bald die Resultate bemerken.

Tipps zur Ernährungsumstellung

Wer dauerhaft sich gesünder ernähren möchte oder abnehmen will ohne den **ungeliebten Jojo-Effekt**, für diese Personen ist es ratsam, eine **allmähliche Ernährungsumstellung** vorzunehmen.

Eine radikale Umstellung der Ernährung kann negative Folgen für die Gesundheit haben und ein Rückfall in alte Essgewohnheiten ist mit hoher Wahrscheinlichkeit vorprogrammiert.

Als erstes muss überlegt werden, in **welcher Hinsicht die Ernährung sich verändern** soll.

Dazu müssen die Familienangehörigen miteinbezogen werden, denn meistens treffen solche Entscheidung nicht eine Person alleine.

Mittlerweile gibt es für jede **Ernährungsform** ansprechende Rezepte, deren Ausprobieren viel Spaß machen. Je mehr Rückhalt ein Mensch für sein Vorhaben findet, umso geringer das Rückfallrisiko.

Ein **allmählicher Übergang** von der bisherigen Ernährung zur neuen lässt sich am einfachsten bewerkstelligen.

Dabei steht die Überlegung, auf was man **am leichtesten verzichten** kann, im Vordergrund der Überlegungen. Nach und nach werden die betreffenden Lebensmittel ausgetauscht.

Dazu gehört ebenfalls, dass der Kühlschrank und der Vorratsraum den neuen Maßstäben entsprechen. Denn sonst verleiten die vorhandenen Lebensmittel zu früheren Essgewohnheiten.

Eine **praktische Überlegung** betrifft das **Einkaufen der neu erforderlichen Lebensmittel**. Dazu sollte man sich die Frage stellen, ob in der Nähe die notwendigen Nahrungsmittel zu erhalten sind, wie die **Qualität** ist und stimmt das **Preis-Leistungsverhältnis**.

Auch der **Zeitfaktor** ist nicht zu unterschätzen. Dauert die Zubereitung der Mahlzeiten zu lange, verliert die betreffende Person sehr schnell das Interesse an der Ernährungsumstellung.

Einkaufen zu gehen, ohne vorher gegessen zu haben, ist so ziemlich der größte Fehler, der allgemein gemacht werden kann. Schnell verfällt man in alte Gewohnheiten und kauft nach dem früheren Ernährungsplan wieder ein.

Um dem vorzubeugen, empfiehlt es sich eine **Einkaufsliste** zu erstellen und das strikte Einkaufen nach genau dieser Liste.

Unterschätzen Sie nicht den **Genussfaktor**. Eine Diät, die ein Zuviel an Verzicht von Ihnen verlangt oder Ihnen nicht schmeckt, wird immer einen gegenteiligen Effekt haben.

Suchen Sie sich bewusst eine Diät, die Ihnen und Ihren Bedürfnissen entgegen kommt. Oder Sie passen die Diät Ihren Bedürfnissen an.

Ersetzen Sie zum Beispiel eine Zwischenmahlzeit durch süßen Imbiss.

Sie müssen nur die Kalorienzahlen beachten und dass Sie diesen Snack als genussvolle Belohnung ansehen.

Durch das Lutschen von Schokolade beispielsweise genießen Sie weitaus mehr und das Sättigungsgefühl stellt sich eher ein.

Es gibt eine tolle Webseite und eine App, die all das vereinbart, was wir Ihnen hier vorgestellt haben. Sie heißt Fatsecret und unterstützt Sie bei der Ernährungsanpassung, sowie beim Ab- oder Zunehmen.

Sie müssen dazu keinen horrenden Geldbetrag zahlen oder ewig in der Küche stehen, sondern nur die Kalorienzahlen einhalten. Die Handhabung ist relativ einfach und macht sogar Spaß. Probieren Sie es einfach aus.

Schwangerschaft und Ernährungsmythen

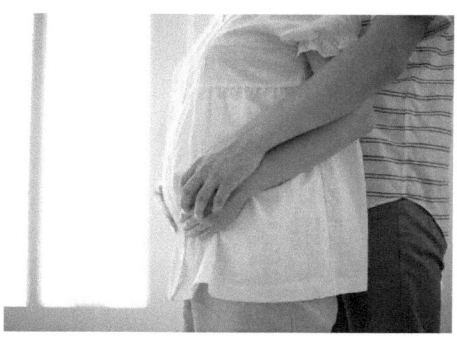

Auch um den eigentlich schönsten Zustand einer Frau, die Schwangerschaft, ranken sich die seltsamsten Ernährungsmärchen.

Zwar gibt es jede Menge Empfehlung zur optimalen Ernährung während der Schwangerschaft, doch so mancher Fehler hält sich äußerst hartnäckig fest.

Am bekanntesten ist wohl die Behauptung, **eine Schwangere müsse nun für zwei essen**.

Es ist erstaunlich, wie viele Mütter dies ihren schwangeren Töchtern immer noch vorbeten. Die Folge ist, dass Mutter und Kind mit jeder Menge Übergewicht in der Schwangerschaft und nach der Entbindung zu kämpfen haben.

Isst die Mutter zu üppig während der 9 Monate, dann wird das Kind und nicht nur die Mutter mit den Gewichtsproblemen ein Leben lang zu tun haben. Übergewicht wird also schon im Mutterleib angezüchtet.

In der Schwangerschaft **soll eine Frau essen, worauf sie Appetit hat**, ist ein weiterer Irrtum. Natürlich signalisiert der Körper, was ihm fehlt, durch verschiedene Gelüste, die Anlass zu manchen Belustigungen ist.

Doch auf Dauer kann die **Ernährung einseitig** ausfallen. Auch Gemüse und Obst sind notwendig für Mutter und Kind, deshalb sollten die Gelüste in einen gesunden Nahrungsplan einfließen.

Wer sich unsicher ist, ob seine Ernährung optimal gestaltet ist oder nicht, dem empfehlen wir ein Gespräch mit dem behandelnden Arzt. Dieser ist qualifiziert, um mit der Patientin einen **gemeinsamen Essensplan** aufzustellen, der lecker und gesund ist.

Auf **Genussmittel** wie Tabak, Alkohol oder Kaffee sollte grundsätzlich verzichtet werden. Einige Frauen sind der Meinung, ein oder zwei Tassen **Kaffee** am Tag können dem Baby nicht schaden. Das ist ein fataler Irrtum.

Schon kleinste Mengen Koffein schädigen das Herz des Ungeborenen oder sind für ein niedriges Geburtsgewicht verantwortlich. Das bedeutet, auch auf die geliebte **Cola** sollte eine werdende Mutter ihrem Kind zu Liebe verzichten.

Ein weiteres Märchen sind die berühmten 1000 Kalorien, die eine schwangere Frau **pro Tag zusätzlich** mehr essen sollte. Tun Sie es nicht, Ihre Gewichtszunahme dürfte extrem werden.

Die Empfehlung von Ernährungsberatern liegt bei 100 Kalorien mehr pro Tag und Kind bis zum Beginn des 8. Monats. Ab diesem Zeitpunkt benötigen Sie 300 Kalorien pro Tag.

Während der Schwangerschaft ist die ausgewogene Ernährung vor allem mit frischen Obst und Gemüse wichtig. Im Wesentlichen deckt sich die Nahrung einer Schwangeren mit der normalen **Vollwertkost**.

Besonders Patientinnen mit **Übergewicht**, **Diabetes** oder einer **raschen Gewichtszunahme** ist zu einem Arztbesuch außer der Reihe zu raten.

Eine zu hohe Gewichtszunahme kann auf eine mögliche Erkrankung zurück zu führen sein und Frauen mit Übergewicht vor der Schwangerschaft gehören zu einer Risikogruppe, die besonders überwacht werden sollte.

Zum besseren Verständnis haben wir Ihnen eine Aufstellung vorbereitet, in welcher wir die **wichtigsten Nährstoffe und Vitamine** für eine Schwangere aufgeführt haben:

> **Folsäure** ist jeder Frau ein Begriff, die sich mit dem Gedanken an eine Schwangerschaft trägt. Folsäure sollte bereits vor einer geplanten Schwangerschaft zu sich genommen werden, weil es eventuellen Missbildungen am Körper, den Organen des Embryos vorbeugt.

Ein Folsäuremangel ist beispielsweise für den so genannten offenen Rücken verantwortlich.

> Ein **Vitamin E - Mangel** verursacht nach neusten Studien aus England zu 95 % bei Kindern Asthma.

> **Eisen** ist für einen besseren Transport des Sauerstoffs über das Blut verantwortlich. Ein Mangel an Eisen kann zu Untergewicht des Kindes führen wie zu Fehlentwicklung an Körper und Organen.

> **Probiotische Produkte** in der Schwangerschaft halten nicht nur die Mutter fit, sondern fördern auch die Gesundheit des Kindes.

> Das **Vitamin B12** ist sehr wichtig für die Bildung der roten Blutkörperchen. Da dieses Vitamin hauptsächlich in tierischer Nahrung vorhanden ist, raten Fachleute Schwangeren von einer rein vegetarischen Ernährung dringend ab.

> Für eine positive Entwicklung des Knochen- und Zahnaufbaus des Kindes ist eine ausreichende **Kalziumzufuhr** extrem wichtig. Kalzium befindet sich in Milchprodukten. Eine kanadische Studie beweist, Mütter, welche viel Milch in der Schwangerschaft trinken, haben gesündere und vor allem auch klügere Babys.

- ➢ **Vitamin C** stärkt nicht nur die Immunabwehr der Mutter, sondern auch die des Kindes und das hält bis zu 6 Monate nach der Geburt vor. Vitamin C ist in Zitrusfrüchten zu finden und sollte nicht als Präparat zu sich genommen werden.

- ➢ **Jod** wird oft unterschätzt in der Schwangerschaft. Doch bereits ab der 12. Schwangerschaftswoche nimmt das Schilddrüsenhormon seine Tätigkeit bei dem Kind auf und durch regelmäßige Jodzufuhr wird die fetale Schilddrüse unterstützt und somit späteren Schilddrüsenerkrankungen vorgebeugt.

- ➢ Auf den Genuss von **rohem Fisch oder Fleisch** sollte eine zukünftige Mutter im Interesse ihres Kindes wegen der Gefahr von verschiedenen Schwangerschaftsvergiftungen und Toxoplasmosen verzichten.

- ➢ Eine Schwangere, die **viel Gemüse** isst, beugt einem Diabetes-Risiko bei ihrem Kind vor, das fanden schwedische Forscher heraus.

- ➢ **Reichlich Trinken** von Fruchtsäften, Tees, Milch oder Mineralwasser unterstützt den Wechsel des Fruchtwassers und versorgt das Baby optimal mit wichtigen Nährstoffen sowie Vitaminen. Denn das ungeborene Kind trinkt ab dem 2. Schwangerschaftsmonat auch Fruchtwasser.

➤ **Magnesiummangel** kann für vorzeitige Wehentätigkeit oder Fehlgeburten verantwortlich sein. Wenn Sie leichte bis mittlere Unterleibskrämpfe verspüren oder zu Fehlgeburten neigen, suchen Sie am besten Ihren Frauenarzt auf und lassen Sie Ihren Magnesiumspiegel im Blut feststellen. Bei vielen Frauen wird schon vorbeugend ein Magnesiumpräparat verschrieben.

➤ Falls bei Ihnen als werdende Mutter ein **umfassender Nähr-** oder / und **Mineralstoffmangel** festgestellt wird, dann lassen Sie sich ein Kombinationspräparat verschreiben. Inzwischen gibt es gut verträgliche Arzneien, die den Organismus der Mutter wie des Kindes unterstützen.

Rabenmutter? - Milch aus dem Fläschchen

Die Gründe, warum ein Baby mit dem Milchfläschchen groß gezogen, wird sind vielfältig. Viele Mütter fühlen sich dann wie Rabenmütter, weil sie einfach nicht stillen können.

Einige Hebammen geben einfach nicht auf, wenn die Milch Stress bedingt versiegt. Das frustriert Mutter und Kind zunehmend mehr. Die Folge sind ein schreiendes Kind und eine gestresste Mutter.

Dabei kann es so einfach sein. Die Industrie hat für diesen Fall vorgesorgt und jede Menge Babymilchnahrungen auf den Markt gebracht. Der darin enthaltene Nährstoffgehalt ist, dem der Muttermilch so weit wie möglich angepasst.

Durch die gesetzlichen Vorschriften und die ständige Überwachung kann man sich sicher sein, dass dem Baby wirklich nur das Beste gegeben wird.

Begonnen wird mit der Säuglingsanfangsnahrung. Diese reicht vom ersten bis zum sechsten Lebensmonat und ist noch einmal unterteilt in die Pre-Nahrung, welche vom ersten Tag bis zum vierten Monat gegeben wird, und die Anfangsnahrung 1, die man dem Baby ab dem vierten Monat bis zum sechsten Monat gibt.

Ab dem sechsten Monat setzt die Folgemilch ein, die wiederum unterteilt wird in Folgemilch 2 (vom 6. bis zum 8. Monat) und der Folgemilch 4 (ab dem 8. Monat).

Die Vorteile der Baby-Milch liegen auf der Hand.

Die Eltern und das Kind sind flexibler, was Ausflüge betrifft. Überall werden gern die Fläschchen erwärmt und es muss nicht erst ein ungestörter Platz zum Stillen gesucht werden.

Im Sommer sieht man oft Väter, die ihren Nachwuchs beim Spaziergang auf dem Arm stolz füttern. Und damit sind wir schon beim nächsten Vorteil.

Der Vater kann aktiv in die Pflege des Babys eingebunden werden. Viele Männer freuen sich auf ihren Nachwuchs, doch meistens werden sie von den Müttern und Großmüttern verdrängt. Die frischgebackenen Papas kommen sich dann beiseite geschoben vor.

Also bringt die Fläschchennahrung viel Gutes auch für die Eltern. Sie können sich beim Füttern abwechseln und so für die nötigen Ruhezeiten der Mutter sorgen.

Nachteile sind der Preis der Nahrung und der Aufwand zum Säubern der Flaschen wie Nuckel.

Pfundige Kinder

Zunehmend müssen wir uns damit auseinandersetzen, dass die Deutschen immer dicker werden. Das betrifft auch unsere Kinder.

Falsches Essverhalten der Mutter in der Schwangerschaft legt quasi den ersten Grundstein für ein übergewichtiges Kind.

Kommen dann noch falsches Essverhalten sowie eine mangelhafte Ernährung der Eltern und die bekannte Bewegungsarmut hinzu, dann kann man sicher sein, über kurz oder lang ein übergewichtiges Kind vor sich sitzen zu haben.

Übergewichtige Kinder erkranken früher an chronischen Beschwerden wie beispielsweise Diabetes bzw. Bluthochdruck.

Zudem leiden sie unter den Kommentaren und Hänseleien ihrer Umwelt. Damit stehen die Kinder wegen ihres Gewichts wiederholt unter einem erhöhten physischen und psychischen Druck.

Frustrationsessen oder Magersucht können die Spätfolgen sein, die allgemein unterschätzt werden. Das Immunsystem ist zudem anfälliger.

Spätestens, wenn ein Kind in den Kindergarten geht, sollte bei Bedenken eine Gewichtskontrolle beim Kinderarzt erfolgen. Diagnostiziert dieser tatsächlich Übergewicht, dann wird es Zeit, die Ernährung radikal umzustellen.

In diesem Alter können Kinder für eine gesunde Ernährung begeistert werden. Und vielleicht ist es ja auch eine gute Möglichkeit für die Eltern mitzumachen und etwas abzunehmen.

Süßigkeiten sollten eingeschränkt werden, aber nicht ganz darauf verzichtet werden, denn das Gehirn benötigt Zucker, um einwandfrei zu funktionieren.

Für den Happen zwischendurch muss es nicht etwas Fettes wie Chips oder ähnliches sein.

Obst und Gemüse hübsch zurecht geschnitten, wird von Kindern gern als Snack akzeptiert.

Vielleicht ist es auch an der Zeit, dass Kakao oder andere süße Getränke durch Milch, ungesüßte Tees und mit Wasser verdünnte Fruchtsäfte abgelöst wird.

Werden die Essensportionen etwas kleiner, dann kann es dem Kind nur gut tun.

Unterstützung finden Eltern beim Kinderarzt, im Kindergarten und im Internet. Es gibt mehrere Initiativen, die sich mit genau diesem Problem der pfundigen Kinder beschäftigen.

Bausteine für Gesundheit und Schönheit

Wie wichtig eine ausgewogene Ernährung ist, wurde in mehrfachen Studien nachgewiesen. Wissenschaftler haben den Zusammenhang zwischen Ernährung und Gesundheit wie Schönheit untersucht. Die Feststellungen sind ernüchtern.

Die Deutschen ernähren sich zum überwiegenden Teil ungesund und die Auswirkungen werden die Ärzte noch etliche Jahre lang beschäftigen. Zu einer gesunden Ernährung gehören neben Fetten, Kohlenhydraten und Eiweiß, Vitamine und Mineralstoffe.

Wer meint, dieses Manko mit Ergänzungstabletten wieder wett zu machen, irrt gewaltig. In diesen Tabletten sind in nur sehr geringen Mengen die angebotenen Vitamine und Mineralien.

Da sie auch nur synthetisch hergestellt wurden, können sie nicht im erwarteten Umfang ihre Wirkung entfalten. Das bedeutet, die fehlenden Vitamine müssen durch bestimmte Nahrungsmittel zu sich genommen werden.

So findet man Vitamin A in Butter, Käse, Milch, Eiern, Leber und Fisch.

Das Provitamin A (Beta- Carotin) wird durch den Verzehr von Karotten, Spinat, Grünkohl, Feldsalat und Tomaten zu sich genommen.

Die B-Vitamine sind in Fleisch, Hefe, Vollkornprodukten, Milch, Erbsen und Paprika zu finden. Eigelb, Leber, Soja, Nüsse und Champignons enthalten Biotin, Folsäure, Pantothensäure.

Vitamin C ist unser Energiespender und man findet es in Johannisbeeren, Kiwis, Zitrusfrüchten, Kartoffeln und Erdbeeren. Dagegen enthalten Lebertran, Fisch und Eier das Vitamin D. Pflanzliche Öle und Nüsse zu sich zu nehmen, lohnt sich, weil hier das Vitamin E enthalten ist.

Mineralstoffe sind ein wichtiger Baustein für unseren Organismus aber auch für den inneren Aufbau unserer Schönheit.

Kalium ist für den Energiespeicher unserer Muskulatur wichtig und man kann es durch den Verzehr von Nüssen, Schokolade, Fleisch und Bananen zu sich nehmen.

Calcium (Milchprodukte) ist besonders wichtig für Kinder, da es notwendig für den Aufbau wie den Erhalt von Knochen und Zähnen ist.

Magnesium benötigen die Knochen, die Nerven und die Muskeln, um zu funktionieren. Reichhaltig an Magnesium sind Vollkornprodukte, Nüsse, Sojabohnen, Käse und Naturreis.

Wer sich also seine Vitalität, Schönheit und Gesundheit erhalten will, sollte eine abwechslungsreiche Ernährung auf dem Speiseplan stellen.

Nahrungsmittel - Intoleranz

Jeder hat schon einmal davon gehört und immer mehr Menschen sind davon betroffen, die Nahrungsmittel – Intoleranz. Immerhin sind durchschnittlich 5 bis 7 Prozent der Bevölkerung betroffen. Die Dunkelziffer dürfte höher liegen, da die Diagnostik nur bei schweren Fällen erfolgt.

Leichtere Unverträglichkeiten werden nicht als solche wahrgenommen, da auf die Allergie auslösende Lebensmittel verzichtet werden.

Zwischen einer Allergie und einer Unverträglichkeit kann nur schwer unterschieden werden. Eine Allergie ist nachweisbar, dagegen eine Unverträglichkeit nicht.

Ursache für eine Nahrungsmittelallergie ist, dass das Immunsystem auf einen bestimmten Stoff in der Nahrung allergisch reagiert.

Dagegen kommt es bei einer Nahrungsmittelunverträglichkeit zu keiner Immunreaktion. Trotzdem wird das Gewebshormon Histamin freigesetzt.

Typisch ist der Unterschied bei der Milch. Während bei einer Allergie der Patient überhaupt keine Milch mehr zu sich nehmen kann, weil es dann sofort zu allergietypischen Beschwerden kommt, sieht das bei einer Unverträglichkeit ganz anders aus.

Hier ist es so, dass ein Mangel an dem Enzym besteht, welches die Milch im Körper abbaut. Es können jedoch kleine Mengen an Milch zu sich genommen werden.

Die Nahrungsmittel – Intoleranz betrifft beide Formen.

Die bekanntesten Arten der Nahrungsmittel – Intoleranz betreffen Lactose, Fructose, Gluten und Histamin Intoleranz. Laktase ist das Enzym im Dünndarm, welches für die Spaltung von Milchzucker verantwortlich ist.

Wenn dieses Enzym zu wenig vorhanden ist, kommt es zu einer Laktose-Intoleranz. Symptome sind Schweißausbrüche, Übelkeit und Durchfall. In den meisten Fällen kann diese Intoleranz durch einen Atemtest feststellen.

Fructose oder auch Fruchtzucker- Intoleranz ist auf mangelhaftes Transportsystem im Darm zurückzuführen. Die Symptome sind ähnlich der Lactose-Intoleranz, hinzukommen noch Depressionen und Konzentrationsschwäche. Auch hier ist die Diagnose über den Wasserstoffatemtest möglich.

Gluten-Intoleranz entsteht durch eine entzündliche Reaktion des Darms auf das verzehrte Gluten. Eine Heilung ist nicht möglich.

Die Symptome sind wie schon bei Laktose- und Fructose- Intoleranz. Die Diagnose erfolgt über eine Darm-Biospsie oder einen Bluttest.

Histamin-Intoleranz liegt vor, wenn das Histamin nicht im Körper abgebaut werden kann, weil die dafür verantwortlichen Enzyme nicht richtig funktionieren.

Ob jemand an einer Histamin-Intoleranz leidet, lässt sich an Hand eines Bluttestes feststellen. Symptome sind hier Hautausschlag, Herzrasen, Kreislaufprobleme und Übelkeit.

Wer den Verdacht hat, er oder ein Familienmitglied leidet an einer der Intoleranzen, sollte dringend den Arzt aufsuchen und das weitere Vorgehen besprechen.

Gesunde Rituale

Rituale kennt jeder aus seiner Kindheit. Doch sie bestimmen auch als Erwachsene unser Leben, denn sie erleichtern unser Leben. Routine führt dazu, dass viele Dinge des Alltags automatisiert ablaufen.

Das birgt natürlich auch Nachteile, denn ungesunde Verhaltensweisen beruhen in der Hauptsache ebenfalls auf Ritualen, wie die Schokolade nach dem Essen oder vor dem Einschlafen.

Besonders Stresssituationen verstärken schlechte Angewohnheiten wie zum Beispiel der Genuss von dem abendlichen Bier zum Abschalten.

Weiten sich diese angeblichen Genüsse aus, wollen viele damit aufhören, doch alte Unsitten schleichen sich schnell wieder ein.

Wer wirklich etwas verändern will, sollte die **schlechten Rituale durch gesunde** allmählich ersetzt werden. Dabei müssen diese neuen Gewohnheiten zu den Lebensumständen passen.

Beispiele für **körperliche neue Rituale** sind das Treppensteigen, Fahrradfahren oder spazieren, wer viel sitzt. Regelmäßige Lockerungs- und Dehnungsübungen bieten sich für alle an, die viel stehen müssen.

Psychische Rituale können unter anderem die täglichen 5 Minuten mit einer Entspannungstechnik sein oder die Pflege privater Beziehungen.

Ab und zu sollte man sich mit Kleinigkeiten verwöhnen. Veränderungen bei der Ernährung lassen sich leicht bewerkstelligen.

So kann die Keksdose durch einen Teller mit Obst und Gemüse ersetzt werden. Kaffee beispielsweise lässt sich durch Tee ersetzen.

Gesunde Rituale lassen sich auch am Arbeitsplatz einführen. Wer in seiner Mittagspause ein Stück spazieren geht, der tut schon sehr viel für seine Gesundheit.

Viele Beschäftigungen werden hauptsächlich am Schreibtisch und damit im Sitzen ausgeführt. Im Stehen telefonieren bringt den Kreislauf in Schwung und ein Bildschirmschoner mit gymnastischen Übungen verleitet eher zu Aktivität, als ein Schoner mit trägen herum schwimmenden Fischen.

Statt in die nächsten Zimmer zu telefonieren, lohnt es sich, den betreffenden Kollegen aufzusuchen.

Und oberste Grundregel für gesunde Rituale am Arbeitsplatz ist das Einhalten der Pausenzeiten.

Das sind nur einige Beispiele für gesunde Rituale, die sich unbegrenzt erweitern lassen. Wichtig ist nur, dass diese kein Vorhaben bleiben, sondern umgesetzt werden.

Märchen und Mythen rund um die Diabetes

Tatsächlich gibt es auch rund um die Erkrankung „Diabetes" Märchen und Mythen, die sich hartnäckig halten.

Oft entstehen solche Irrtümer durch Unwissenheit. Bei der ersten Konfrontation mit Diabetes, dürfte eine der Überlegungen sein:

Der Zucker im Essen muss weg.

Und diese Schlussfolgerung dürfte gar nicht mal so selten sein.

Nach einer Weile beginnt dann die Suche nach Alternativen zum Insulin oder wie man den Zucker im Blut auf natürliche Art und Weise auf ein gesundes Maß reduzieren kann.

Wie falsch manche gut gemeinte Ratschläge sind oder veraltet einige Theorien sind, kann man in den nächsten Abschnitten nachlesen.

Süßes und Obst sind tabu?

Nein, diese These stimmt nicht. Im Gegenteil, Süßes braucht jeder Mensch, der Diabetiker muss nur etwas aufpassen, wie oft er zu süßen Sachen greift.

Zucker, Süßigkeiten und Obst kann jeder Diabetiker zu sich nehmen, wenn er dabei die Broteinheiten beachtet. Welche Frucht oder Süßigkeit wie viele Kalorien enthält, lässt sich in der Kohlenhydrattabelle oder auf der Verpackung nachlesen.

Sogar die Deutsche Diabetes- Gesellschaft empfiehlt, dass bis zu zehn Prozent der Tageskalorien als Süßes gegessen werden sollten. Überhaupt ist es wichtig, dass grade bei Diabetikern Obst täglich auf dem Speiseplan steht.

Die Devise für Diabetiker muss also lauten: **Süßes ja – aber bitte in Maßen und nicht in Massen**.

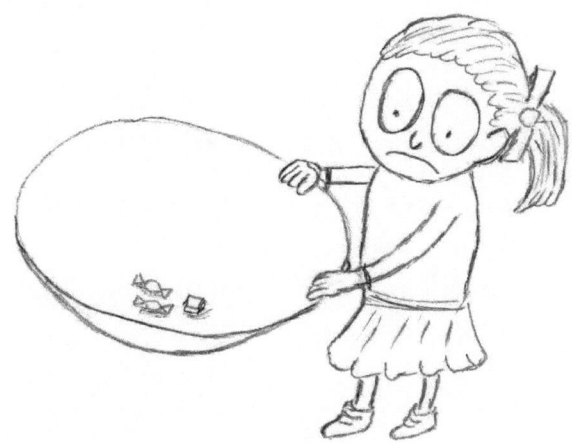

Süßstoffe sind gesünder als Zucker

Das ist ebenfalls ein weit verbreiteter Irrtum und so nicht ganz richtig. Viele Betroffene nehmen an, dass sie nun ihre ganzen Rezepte auf Süßstoff umstellen müssen.

Doch oft ist das Erstaunen groß, wenn Patienten darüber aufgeklärt werden, dass dies gar nicht notwendig ist.

Süßstoffe sind bei Diabetes nicht das einzige erlaubte Süßungsmittel.

Nachdem sich das jahrzehntelange Tabu des Haushaltszuckers als unbegründet erwiesen hat, empfehlen die Diabetes-Fachgesellschaften weltweit auch wieder Haushaltszucker.

Aber aufgepasst:

- Aus Haushaltszucker sollten nicht mehr als zehn Prozent der täglich zugeführten Energie stammen (ungefähr bis zu 50 Gramm).

- Es ist besser, den Zucker über mehrere Portionen verteilt zu sich zu nehmen.

- Den Haushaltszucker verträgt ein Diabetiker am besten in „verpackter Form" wie zum Beispiel in Kuchen, Schokolade oder Milchreis.

- Bei Getränken aber ist die Verwendung von Süßstoffen besser.

Diabetiker müssen also nur ihre Broteinheiten bzw. Kohlenhydrate entsprechend im normalen Essen berechnen, dann können sie auch Süßes in jeglicher Form zu sich nehmen.

Aber auch hier gilt: alles in Maßen und nicht in Massen.

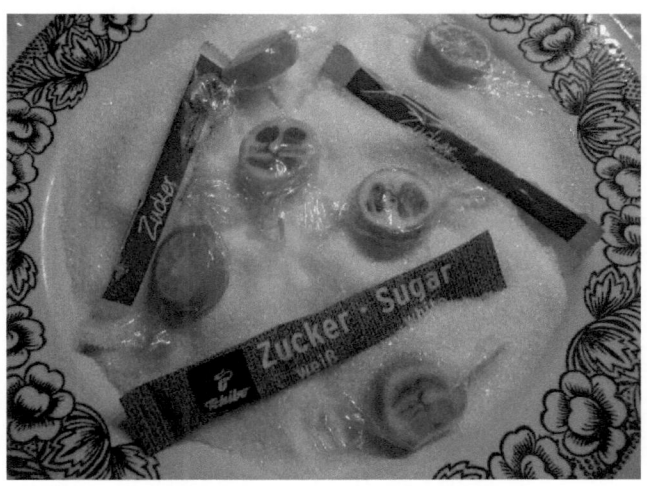

Diätprodukte sind besser

Klar, das leuchtet ein. Diätprodukte oder spezielle Diabetikernahrung können doch nur gut sein, denn schließlich sind sie ja für Diabetiker hergestellt.

Falsch!

Denn was hier an Zucker eingespart wird, kommt häufig in Form von Fett wieder hinzu. Die verwendeten Süßstoffe verringern nicht den Blutzuckerspiegel. Und ausgewogen ist diese Ernährung häufig nicht.

Inzwischen beabsichtigt die Bundesregierung, Diät- bzw. Diabetikerprodukte aus den Läden entfernen, sofern sie nicht den neusten Erkenntnissen aus Wissenschaft und Forschung angepasst sind.

Das gilt vor allem für die Angaben von Kohlenhydraten, Zucker und Fette. Deshalb sollten Diabetiker genau auf die Inhaltsangaben auf den Packungen achten und besser einmal mehr die Broteinheiten ausrechnen.

Diabetiker dürfen keine Schokolade essen

Auch diese Weisheit ist überholt und gehört ins Reich der Märchen.

Diabetiker dürfen Schokolade und Süßes in Maßen essen. Im Gegenteil 10 Prozent Zucker pro Tageskalorienbedarf sollten auch Diabetiker zu sich nehmen. Das entspricht etwa 20 bis 50 g pro Tag.

Doch Achtung: Zucker ist Bestandteil vieler Nahrungsmittel. Auch in Obst ist Zucker zu finden, der wiederum den Blutzucker ansteigen lässt.

Auch Produkte wie Ketschup, Müslis oder Cornflakes enthalten Zucker, obwohl es auf dem ersten Blick nicht so aussieht.

Es gilt: Der Zuckergehalt in Süßigkeiten ist für die Stoffwechseleinstellung des Diabetikers oft das viel geringere Problem als der gleichzeitig oft hohe Fettanteil.

Ein Umstellen auf Diabetiker-Schokolade ist unsinnig. Denn auch der darin befindliche Zuckerersatzstoff wird letztlich in Glukose umgewandelt.

Tipp: Eine Tafel Zartbitter Schokolade besitzt weniger Zucker als eine Tafel Vollmilchschokolade.

Alkohol senkt den Blutzucker

Alkohol, besonders Hochprozentiges, hat tatsächlich eine blutzuckersenkende Wirkung.

Aber: Als Therapiemaßnahme ist das Trinken von Alkohol bei Diabetes absolut untauglich.

Denn die Wirkung von Alkohol zeigt sich noch zwölf bis 20 Stunden nach dem Genuss und bringt so die Insulintherapie heftig durcheinander.

Jedoch ein Glas Wein ab und zu mal kann ein Diabetiker durchaus trinken.

Es sollte eben nur nicht zur Gewohnheit werden und für besondere Anlässe vorbehalten sein.

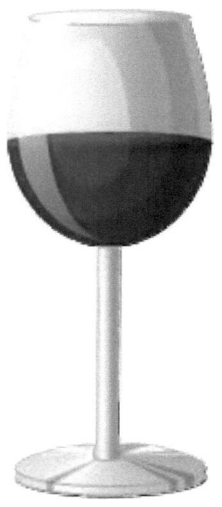

Alkohol komplett meiden

Das ist nicht ganz richtig. Früher war Alkohol für Diabetiker wegen der hohen Menge an Kohlenhydraten tabu.

Heute sind Fachärzte aber der Auffassung, dass alkoholische Getränke Diabetikern nicht schaden, wenn dies maßvoll geschieht.

Die empfohlenen Tagesmengen liegen bei 15 Gramm Alkohol für Frauen und 30 Gramm für Männer.

Bier stellt bei der Empfehlung eine Ausnahme dar, weil der hohe Zuckergehalt das Übergewicht fördert. Empfehlenswert sind Produkten mit reduziertem Malzzucker.

In größeren Mengen kann jedoch Alkohol den Zuckerstoffwechsel empfindlich stören.

Doch es zu beachten, dass Alkohol in den Nebenprodukten viele Kohlenhydrate enthält. Obwohl er den Blutzucker zunächst ansteigen lässt, erhöht er die **Gefahr einer Unterzuckerung**, weil er die Arbeit der Leber blockiert.

Solange sie nämlich versucht, den Alkohol zu entgiften, kann sie keinen neuen Zucker bilden. Die Gefahr einer Unterzuckerung besteht etwa zwölf bis 24 Stunden nach der Alkoholaufnahme.

Haferflocken helfen gegen hohen Blutzucker

Leider stimmt das nicht. Denn was früher als Geheimrezept gegen Blutzucker galt, stellte sich heute als gefährlich heraus.

Haferflocken sind reich an Kohlenhydraten und je mehr ein Diabetiker davon isst, umso schneller steigt der Blutzucker an.

Besonders fatal wird die Wirkung, wenn nichts anderes dazu gegessen wird wie bei einer Diät.

Zusammen mit Nüssen oder anderen Cerealien wie im Müsli kann man die Haferflocken unbedenklich essen. Sie sollten eben nur auf Ihre Broteinheiten achten.

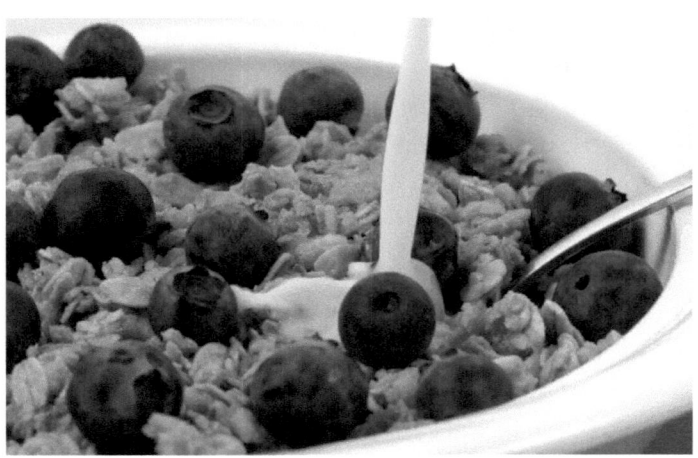

Sauerkrautsaft senkt den Blutzucker

Das gehört leider auch zu den weit verbreiteten Irrtümern.

Ursprung für dieses Märchen ist die Vorstellung, dass Saures Süßes logischerweise neutralisiert. Dazu ist der Körper aber nicht in der Lage.

Den Geschmack nimmt der Mensch nur auf der Zunge wahr, nicht im Magen-Darm-Trakt.

Amerikanische Forschungen haben gezeigt, dass das Trinken von Sauerkrautsaft, egal in welchen Mengen, keinen Einfluss auf den Blutzucker hat.

Was Diabetes fördert, ist Übergewicht und Bewegungsmangel und nicht der Genuss von Süßem.

Diese Ursachen lassen sich nicht durch das Trinken von Sauerkrautsaft verringern oder gar beseitigen.

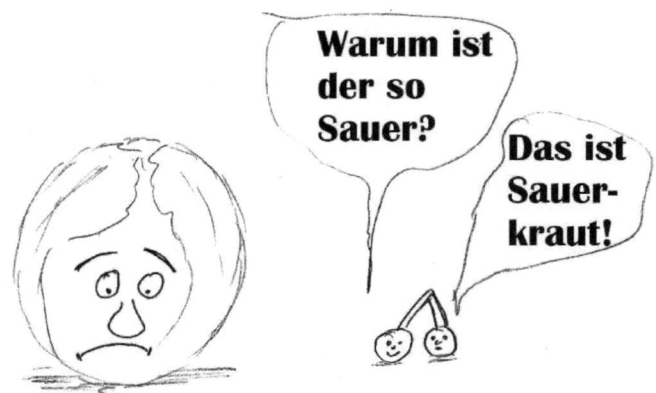

Topinambur senkt den Blutzucker

Die Topinambur, auch Erdbirne genannt, wird auch gerne als Zuckerkartoffel angeboten. Der Erdbirne wird nachgesagt, sie könne den Blutzucker senken.

Das könnte aber nur Insulin. Leider gibt es kein Lebensmittel, welches Insulin enthält. Lediglich der ähnlich klingende Ballaststoff Inulin ist in hohen Mengen in Topinambur vertreten und verführt zur irrigen Meinung, Topinambur könne den Blutzucker senken.

Unbestritten ist jedoch, dass Ballaststoffe einen positiven Einfluss auf den Blutzuckerverlauf haben. So können Blutzuckerspitzen nach dem Essen gemildert werden.

Topinambur im Austausch gegen Insulin für die Regulierung des Blutzuckerspiegels einzusetzen, ist leider der falsche Weg.

Der Genuss von Topinamburschnaps und -saft nutzt ebenfalls nichts.

Diabetes wird durch zu viel Zucker hervorgerufen

Hier handelt es um eine Halbwahrheit. Denn auf den Diabetes Typ 1 trifft das gar nicht zu.

Anders sieht es bei den Hauptursachen für Diabetes Typ 2 aus. Übergewicht, mangelnde Bewegung und falsche Ernährung sind Vorreiter für diesen Diabetestyp.

Der Zucker selbst macht keinen Diabetes. Aber ein Zuviel davon kann zu Übergewicht führen.

Wissenschaftler und Ärzte sehen aber nicht im Haushaltszucker, sondern im **Fruchtzucker** das wahre Übel. Fruktosesirup, zum Beispiel in Müsliriegeln oder Softdrinks, sollte man also mit Vorsicht genießen.

Das Problem ist, dass diese Produkte, trotz hoher Kalorienzahl, nicht gut sättigen.

Zudem wandelt der Körper Fruktose sehr viel schneller in Fett um, als Glukose. Außerdem stimuliert Fruchtzucker auch die Einlagerung von Fetten aus der Nahrung stärker.

Gleichzeitig fördert Fruktose die Erhöhung des Harnsäurespiegels und hemmt so den Fettabbau.

Diabetes bekommen nur alte Menschen

Auch dies ist ein Märchen. Wahr ist allerdings, dass früher hauptsächlich ältere Menschen an Diabetes Typ 2 erkrankten.

Deshalb nannte man diesen Diabetes auch Alterszucker. Denn mit zunehmendem Alter wird die Bauchspeicheldrüse träge und produziert weniger Insulin. Das hat zur Folge, dass ältere Menschen an Diabetes erkranken.

Inzwischen hat aber eine Verlagerung auf jüngere Altersgruppen und auch Kinder wie Jugendliche stattgefunden.

Der Grund sind die bekannten Ursachen, also

> ➢ Übergewicht,
> ➢ zu wenig Bewegung
> ➢ und eine ungesunde Ernährung wie durch Softdrinks bzw. Fast Food.

Diabetiker dürfen keinen Sport treiben

Das ist nicht nur falsch, sondern auch gefährlich, denn Sport ist besonders für Menschen mit Diabetes gesund und extrem wichtig.

Es gibt aber auch hier Gruppen, die gewisse Einschränkungen aus gesundheitlichen beachten müssen.

Dazu gehören Diabetiker mit:

- ❖ diabetischer Neuropathie,
- ❖ Gefäßkomplikationen
- ❖ Herz-Kreislauf-Störungen.

Sport ist sehr wichtig für Diabetiker und hilft bei der Verbrennung von Kohlenhydraten sowie Fetten, fördert die Durchblutung und stärkt Muskeln und Organe.

Somit senkt Sport auch den Blutzucker.

Was ist mit Kaffee - Verzicht oder mehr?

Fakt ist, dass Menschen, die viel Kaffee trinken weniger an Diabetes Typ 2 erkrankten. Nun gab es mehrere repräsentative Studien zu diesem Punkt. Sollte Kaffee gegen Diabetes helfen?

Eine australische Studie bewies, dass der Genuss von täglich einer Tasse Kaffee tatsächlich das Risiko um 7 % senkt an Diabetes zu erkranken.

Erhöht man diese Menge auf 3 bis 5 Tassen täglich, sinkt das Risiko um 25 %.

Die Forscher vermuten hinter diesem Schutzeffekt bestimmte Inhaltsstoffe wie etwa Magnesium oder Antioxidantien.

Etwas abgeschwächt kann die gleiche Wirkung dem Tee nachgesagt werden.

Senken Heidelbeeren den Blutzucker?

Neue Studien beweisen, dass bei Diabetiker Typ 2 Patienten und Risikogruppen Heidelbeeren tatsächlich eine positive Wirkung auf den Blutzucker haben.

Schauen wir uns das genauer an. Heidelbeeren enthalten nicht nur Vitamine und Mineralstoffe, sondern auch sehr viele **Anthocyane**, die etlichen Krankheiten entgegen wirken. Einen besonders hohen Anteil von Anthocyanen findet sich in der Wildheidelbeere. Weiter enthalten Blaubeeren Antioxidantien, die Zellen und Gefäße schützen.

In einer amerikanischen Studie 2012 an übergewichtigen Diabetes-Risikokandidaten erhöhte der tägliche Verzehr von Heidelbeeren die Insulinsensibilität der Teilnehmer und verbesserte ihre Blutzuckerwerte.

Gefährliche Entzündungsbotenstoffe, die vom Fettgewebe produziert werden und eine Insulinresistenz begünstigen, gingen zurück.

Dabei wurde die Frucht als Beere gegessen. In Form eines Saftes setzte die gegenteilige Wirkung ein und der Blutzucker erhöhte sich.

Quelle: http://www.t-online.de/lifestyle/gesundheit/ernaehrung/id_65255402/diabetes-blaubeeren-beugen-vor.html

Kürbis als alternatives Heilmittel?

So abwegig ist das gar nicht. Zum einen hat der Kürbis sehr wenige Kalorien und verfügt über jede Menge Ballaststoffe, die den Körper entgiften und damit beim Abnehmen helfen.

Nun wurde festgestellt, dass der Kürbis den Blutzuckerspiegel stabilisieren und in einigen Fällen sogar senken konnte.

Bereits im Jahr 2007 zeigte eine Studie der East China_Normal_University, dass Kürbisse zur Erneuerung von geschädigten Bauchspeicheldrüsenzellen anregen.

Die beteiligten Wissenschaftler kamen dabei zu dem Schluss, dass Kürbisextrakt sowohl bei den Vorstufen von Typ-2-Diabetes als auch bei einem festgestellten Diabetes bei Menschen entgegenwirkt.

Analoge Ergebnisse erlangte eine japanische Studie von 2009.

Quelle: http://www.zentrum-der-gesundheit.de/kuerbis.html#ixzz2l6JTbMQD

Die Fette im Essen müssen verringert werden

Das ist zum Teil richtig. Auf ungesunde Fette sollte jeder verzichten. Und zu viele Fette verbunden mit wenig Bewegung können bekanntlich zu einer Gefahr für jeden werden.

Es gibt aber auch gesunde Fette und die benötigt jeder Mensch, egal ob Diabetiker oder nicht.

Deshalb wirkt sich extremer Fettverzicht sowohl für den Diabetiker als auch für den Nichtdiabetiker sehr ungünstig aus.

Ein Diabetiker muss in erster Linie auf die **Kohlenhydrate achten**. Die Kunst ist es, den Kohlenhydratgehalt der nächsten Mahlzeit richtig einzuschätzen und die dafür nötige Insulinmenge zu spritzen.

Fett wird aber bei dieser Berechnung nicht berücksichtigt.

Das heißt nun nicht, dass Sie unbedenklich das geliebte Eisbein essen können.

Gesunde Fette sind unter anderem die Omega-3 Fettsäuren, die zum Beispiel im Fisch enthalten sind und wichtig für die Leistungsfähigkeit des Gehirns sind.

Diabetiker können nur mit Insulin behandelt werden

Auch hier sitzen Sie einem Irrtum aus längst vergangenen Tagen auf. Heute wird bei der Therapie von Diabetes zunächst eine Umstellung der Lebenshaltung angesteuert.

Bringen die Nahrungsumstellung, etwas mehr Bewegung und Abnehmen nicht zum gewünschten Erfolg, verordnet der Arzt zunächst blutzuckersenkende Medikamente.

Zeigt dieser Therapieansatz auch nicht die gewünschte Wirkung, dann wird als letztes Mittel Insulin eingesetzt.

Eine Ausnahme ist der Diabetes Typ 1. Da die Krankheit häufig entdeckt wird, wenn die Insulinproduktion des Körpers schon eingestellt oder nicht mehr ausreichend ist, kommt das Insulin im Zusammenhang mit einer Veränderung des Lebensstils als Therapie von Anfang an zum Tragen.

Diabetiker müssen sich an einen Diätplan halten

Auch diese Aussage ist inzwischen überholt.

Diabetiker müssen zwar ihre **Ernährung umstellen**, aber die wenigsten Diabetiker müssen einen Diätplan einhalten.

Ein Diätplan kommt bei einem Diabetiker erst dann in Betracht, wenn ein zu hohes Übergewicht vorliegt oder eine Erkrankung, die einen Diätplan sinnvoll erscheinen lässt.

Das kann bei bestimmten Unverträglichkeiten vorliegen oder bei Allergien.

Fazit: Es ist zwar eine **Umstellung der Lebensgewohnheiten** und sicher auch der **Ernährung** notwendig, doch solange ein Diabetiker eine ausgewogene Ernährung zu sich nimmt, ist alles in Ordnung.

Für Angehörige und Freunde ist das sicher eine Erleichterung, denn es muss nicht speziell gekocht oder gebacken werden.

Zimt hilft gegen Diabetes

Vor etwa 4 Jahren war das der Geheimtipp schlechthin. Alles schwor auf die blutzuckersenkende Wirkung von Zimt, als die erfolgreichen Studien von pakistanischen und deutschen Forschern veröffentlicht wurden.

Danach hatte Zimt eine blutzucker- und blutfettsenkende Wirkung. Und je schwerer der Diabetes Typ 2 war, umso größer die Wirkung.

Leider wiesen beide Studien kleinere Fehler in der Durchführung auf und wurden darum von Skeptikern zerrissen.

Dagegen steht eine Studie aus den Niederlanden, die dem Zimt als neues Heilmittel einen vernichtenden Schlag versetzen. Hier fand man keine Werte, die die Theorie vom Zimt als Heilmittel gegen Diabetes stützten. Allerdings wies diese Untersuchung noch größere Mankos auf, als die beiden vorangegangenen Studien.

Fazit: Ob Zimt nun ein Heilmittel gegen Diabetes ist, ist wissenschaftlich nicht belegt, aber es schmeckt lecker.

Gemüse und Obst hat keine Kohlenhydrate

Das ist zum größten Teil wahr. Die meisten **Gemüsesorten** haben tatsächlich keine oder kaum Kohlenhydrate.

Ausnahmen sind unter anderem:

Dicke Bohnen (100g = 1BE),
Mais (70g = 1BE),
Erbsen (100g = 1BE),
Zuckermais (80g = 1BE),
Maiskolben (170g = 1BE),
Rote Bete (140g = 1BE).

Bei dem Obst sieht es anders aus durch den Fruchtzucker.

Apfel mittelgroß (1BE)
1 Banane (2 BE)
Birne (125 g = 2 BE)
Ananas (125 g = 1,5 BE)
Weintrauben (125 g = 2 BE)
Mandarine (50 g = 1 BE)
Pfirsich (125 g = 1 BE)
Pflaumen (5 Stück = 0,5 BE)
Mirabellen (125 g = 1,5 BE)
Honigmelone (150 g = 1,5 bis 2 BE)

Inhalt